不打针
少吃药

儿科专家教你防治
小儿常见病

曹玲 _ 著

科学技术文献出版社
SCIENTIFIC AND TECHNICAL DOCUMENTATION PRESS

·北京·

图书在版编目（CIP）数据

不打针，少吃药：儿科专家教你防治小儿常见病 / 曹玲著 . —北京：科学技术文献
出版社，2021.1
ISBN 978-7-5189-6351-5

Ⅰ. ①不… Ⅱ . ①曹… Ⅲ . ①小儿疾病—呼吸系统疾病—防治 Ⅳ . ① R725.6

中国版本图书馆 CIP 数据核字（2019）第 287602 号

不打针，少吃药：儿科专家教你防治小儿常见病

策划编辑：王黛君　责任编辑：王黛君　张凤娇　责任校对：王瑞瑞　责任印制：张志平

出　版　者	科学技术文献出版社
地　　　址	北京市复兴路 15 号　邮编 100038
编　务　部	（010）58882938，58882087（传真）
发　行　部	（010）58882868，58882870（传真）
邮　购　部	（010）58882873
官 方 网 址	www.stdp.com.cn
发　行　者	科学技术文献出版社发行　全国各地新华书店经销
印　刷　者	天津旭丰源印刷有限公司
版　　　次	2021 年 1 月第 1 版　2021 年 1 月第 1 次印刷
开　　　本	700×980　1/16
字　　　数	237 千
印　　　张	18.5
书　　　号	ISBN 978-7-5189-6351-5
定　　　价	45.00 元

　　2019 年年末，一场突如其来的新型传染病改变了所有人的生活。为了阻断疫情的传播，大家宅在家中，减少不必要的出行，在公共场所戴口罩并保持一米以上的距离，勤洗手，不用手揉眼睛、挖鼻孔等，这些卫生知识每天通过各种方式传播着。其实，这些卫生知识不光针对这次疫情，对时刻存在的呼吸道传染性疾病也非常有用。我们每个人每时每刻都应该注意这些卫生知识。如果我们自己生病了，应该注意个人卫生，不把疾病传染给他人；如果我们没有生病，但是不得已要在呼吸道感染多发的时间段，去人员密集的场所，如医院、商店、地铁站等，也要做好个人防护，尤其是儿童。

　　虽然在新型冠状病毒的大流行中感染的儿童不是很多，但是由于儿童自身的免疫功能发育不是很完善，再加上其他易于被感染的生理发育特点，儿童一直都是各种呼吸道感染的好发人群。

　　全世界每年约有 1.56 亿名 5 岁以下儿童发生肺炎，是 5 岁以下儿童死亡的头号杀手，其中发展中国家约有 1.51 亿名（占 95% 以上），在中国每年约有 0.21 亿名儿童发生肺炎。

　　为使宝妈宝爸们和基层卫生工作者了解儿童呼吸道疾病的概况，做到心中有数，不在孩子病情很轻的时候手足无措，冒着被感染的风险到大医院排队几小时就诊，也不在孩子病得比较重的时候还没有注意到，我利用业余时间撰写了这本科普书，尽量做到内容简洁、通俗易懂、具有实用性，并反映本学科最新的发展水平。

　　书中涉及的均是临床工作中最具代表性的问题。希望这本书能带给大家知识及我对读者和孩子们的关爱。

目录

第一章
发热　　这样热没事，那样热就要治

第七章
哮喘
诊治层层突破，让生活甘之如饴

第八章
睡觉打
呼噜

解除气道阻碍，做梦也香甜

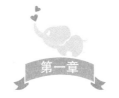

第一章

发热

这样热没事，那样热就要治

人体的大脑细胞可以承受的高温达 41.6℃，
超过这个极限高温，大脑才有可能因为高温发
生异常，造成脑细胞或神经损害。

小儿发热不一定是病态

发热，从宝宝出生开始不知道要遇到多少次，他们尚在襁褓之中，不会诉说痛苦，也不会表达不适的部位。即使宝宝吃喝拉撒睡照常，家长看着发热的宝宝，仍然会一脸惶恐，更别说孩子发热时蔫蔫的，吃得少，不爱笑，甚至抽搐了。家长们的心思，我们都懂，因为就算是我们做临床工作的，面对自己的孩子发热，也会紧张，心思同样聚焦在多少摄氏度、哪里出了问题、是否严重等方面，但我们与多数家长不同的是，在确认过几个问题后，发热是否为病态，是否需要用药，心里很快就有了答案。

小儿正常体温

腋温：36 ～ 37℃

肛温：36.7 ～ 37.7℃

口腔温度：36.4 ～ 37.4℃

发热的确诊

当腋下温度＞37.2℃、口腔舌下温度＞37.5℃或肛温＞38℃，一昼夜温度波动在1℃以上可称为发热。

小儿体温的测量，通常可以从体表和体内获得。体表温度，就是体温计接触皮肤表面一段时间后获得的体温数值，用电子温度计或水银温度计夹在腋窝处就是测量体表温度；体内温度，就是将体温计置于体腔内获得的温度数值，如把肛门温度计置入肛门内，就是测量体内温度。由于不同部位的温度不同，所以判断发热的标准也不一样。

　　测量腋温　在腋窝处测量体温是使用最广泛、最传统的体温测量方法。测量前先擦干腋下的汗水，观察体温计有无破损，然后手拿体温计玻璃的一端，将水银柱甩至35℃以下，将体温计玻璃球（含水银）端放在腋窝中间夹紧。按住孩子的胳膊，使其不要乱动，测体温一般需要3～5分钟。测量完后，将体温计放在与眼平行的位置，找出水银柱所到达的刻度，准确读数。目前，家长也可以用电子腋温表测量，使用方法是开机后，查看是否已经归零，放到腋下，听到提示音就可以直接读取数字了。有的温度计还具有记忆功能，可以翻看上次的温度，很方便。其缺点是测量时间长，孩子不容易配合。如果患儿腋下有汗，会影响电子体温计电子元件的热导率，进而导致测量数据的误差增大。

　　测量口温　使用口腔温度计是比较方便、准确度较高的一种测量方法。测量口温时，用口含的方法将体温计置于舌头下面保持5分钟。温度计在使用前必须先消毒，而且要确保孩子半小时内没有吃喝过热或过冰的东西。但是，5岁以下的宝宝或调皮的宝宝不建议测口温，以防他们咬断体温计而造成危险。

　　测量肛温　肛门处因为密闭性好，所以测量体温值较为准确。操作方法是：用医用酒精擦净体温计末端，在末端涂抹润滑油；让宝宝俯卧，家长的一只手扶住宝宝的屁股上方，将体温计插入肛门2～3厘米，不要插太深；家长的两根手指夹住体温计1分钟，以防宝宝活动将体温计甩出；等听到"嘀"声后，取出体温计。由于测量肛温时，小孩容易哭闹扭动，常会造成温度计破损而导致伤害，因此，不推荐家庭常规使用，一般只限于在医院由医务工作者操作。

测量耳温 耳温测量兼顾了快速、准确、安全等优点，所以推荐家庭使用耳温枪式温度计为小宝宝测量体温，但小于 6 月龄的宝宝测量出的耳温值不一定准确。测量前，家长轻轻向外拉孩子耳朵的外廓，将体温计全部阻塞外耳道，再开始测量，直到测量结果显示出来。如果宝宝有耳疾或外耳道分泌物多，会影响测量准确度。

测量额温 主要是利用红外线器械测量额头的温度，优点是测量速度快、便捷，不太需要宝宝的配合；缺点是由于额头的体表温度受外界环境影响大，准确度不是很高。因此，不推荐使用。

测体温时要注意的事项如下：

——用水银体温计测体温前先把水银体温计的水银甩到35℃以下，再开始测；

——体温计读数时，取水平线位置读取水银柱的刻度数；

——小孩哭闹时不要强行给孩子测体温，等其安静下来再测为好；

——吃奶、饮水或吃饭后不应立即测体温，易产生误差，一般应在吃完饭 30 分钟以后测量为宜。

发热就是生病？

发热是人体自身免疫系统在工作的表现，人体的免疫系统会在孩子们成长的过程中通过和病原体的接触、抗争而不断地完善。因此，孩子长大后，发热的次数也会随之减少。

小儿时期的发热很可能并不需要治疗，尤其是轻微的发热，或者仅有短暂的体温波动而全身情况良好，又无其他不适，家长不要急着给孩子口服退热药，可以先观察。

什么情况下需要及时到医院就诊？

如果小儿精神比较好，吃和睡都与平常相差不大，体温超过38.5℃（有高热惊厥病史的孩子体温超过38.0℃）时，可口服退热药后及时到医院就诊。如果小儿精神很差，表现为昏昏欲睡或烦躁哭闹，即使体温不是很高，也要去医院检查一下。《中国0至5岁儿童病因不明的急性发热诊断处理指南》中利用"红绿灯"表现帮助家长快速判断孩子病情是否紧急（表1-1）。

表1-1　儿童发热的"红绿灯"表现

	绿灯－低危	黄灯－中危	红灯－高危
颜色 （皮肤、嘴唇、舌头）	正常	苍白	苍白、发灰、青紫、有斑点
行为	1. 能正常社交 2. 满足/微笑 3. 清醒状态或可快速唤醒 4. 哭声响亮或不哭泣	1. 社交行为异常 2. 无笑容 3. 长时间刺激才可以唤醒 4. 活动度下降	1. 无社交行为 2. 病态面容 3. 无法唤醒或无法保持清醒状态 4. 哭声虚弱、尖锐或持续哭泣
呼吸	正常	1. 鼻翼扇动 2. 呼吸急促（呼吸频率）： 　0～5月龄：>60次/分 　6～12月龄：>50次/分 　>12月龄：>40次/分 3. 经皮动脉血氧饱和度≤95% 4. 肺部听诊可闻及啰音	1. 有呼噜声 2. 呼吸过快 　呼吸频率>60次/分 3. 中重度胸廓内陷

	绿灯 – 低危	黄灯 – 中危	红灯 – 高危
循环 / 水平衡	1. 皮肤和眼睛正常 2. 黏膜湿润	1. 心动过速: 　< 12 月龄: > 160 次 / 分 　12 ～ 24 月龄: > 150 次 / 分 　2 ～ 5 岁: > 140 次 / 分 2. 毛细血管再充盈时间 ≥ 3 秒 3. 黏膜干燥 4. 婴幼儿进食量少 5. 尿量减少	1. 皮肤弹性降低 2. 皮肤干燥
其他	无"黄灯"或"红灯"中的症状	1. 3 ～ 6 月龄体温 ≥ 39℃ 2. 发热持续时间 ≥ 5 天 3. 寒战 4. 四肢或关节肿胀 5. 无法负重 / 肢体活动障碍	1. ≤ 3 月龄体温 ≥ 38℃ 2. 不褪色皮疹 3. 囟门膨胀 4. 颈项强直 5. 癫痫持续状态 6. 局限性神经系统表征 7. 局灶性癫痫发作

注: 如果孩子评估为中 / 高风险, 应在 1 ～ 2 小时后再次评估, 以跟踪疾病进展情况。

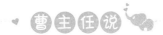

❤ 曹主任说

　　家长看到孩子发热, 心里一定会问:"为什么发热了?"其实, 发热的原因很复杂, 生活中穿衣过厚、吃得多是致热原因, 患有感染、过敏、恶性肿瘤、自身免疫性疾病、代谢性疾病、慢性炎症性疾病、中枢神经系统异常等也是致热原因。大多数情况下, 患儿的发热是由自限性病毒感染引起的, 也就是说, 不需要治疗也能退热。所以说, 家长面对孩子发热, 先不要慌, 更不要随意添加衣物、捂汗退热。

家庭常用的物理降温方法

当宝宝发热不到 38.5℃时，家长真的可以"放任不管"吗？

当然不行啊！

"发热观察"不用去医院的意思是：在孩子没有达到高热，既往也没有抽搐史的前提下，家长不用带着孩子去医院，而要在家里进行密切观察，观察的要点就包括精神、食欲、大小便、有无伴随的其他症状及表 1-1 中提到的情况。

当宝宝体温超过 38.5℃时，可以采用如下物理降温的方法：

多喝温开水 给患儿多喝温水，补充体液，这是最基本的降温方法，适合所有发热的孩子。

降低室温、松散衣被 孩子的衣服不宜穿得太多，被子不要盖得太厚。应使孩子的皮肤与外界空气尽量大面积地接触，这种方法尤其适用于小婴儿。如果孩子发热时伴随有畏寒、寒战的表现，则应先给孩子保暖。

温水浴 水温比孩子的体温略低，温水浴不方便时也可以进行温水擦拭。

需要提醒各位家长的是，国内外的多个发热指南均指出发热的治疗目标是改善患者的不适感而不是退热，且着重强调了"不推荐温水擦浴"。这是因为有研究表明，虽然温水擦浴能更快地降低体温，但是会增加孩子的不适感，与发热治疗目标不符。

高热没那么容易烧坏脑子

孩子体温超过38.5℃，很多家长会立刻采取各种方法降温，物理降温、服药、脑门贴退热贴……为什么都这么急？不外乎心存一个传统观念：孩子高热会烧坏"脑子"。

高热能烧坏脑子吗？

人体的大脑细胞可以承受的高温达41.6℃，超过这个极限高温，大脑才有可能因为高温发生异常，造成脑细胞或神经损害。通常在极端的环境温度下，比如，孩子在夏天被困在封闭的小汽车里，体温才会升到42.3℃，导致脑损伤。此外，高热到一定程度，人体自身会产生一种保护机制，自动降温。因此，发热并不会烧坏"脑子"。

那么，使"脑子"坏了的原因是什么呢？

如果是某种病毒或细菌感染引起了脑膜炎或脑炎，这种疾病本身会让患儿的脑部有一些实质的变化，可能会有一些后遗症，就是我们常讲的"烧坏脑子"。所以，真正造成孩子"脑子烧坏了"的是脑膜炎或脑炎。另外，由于儿童大脑发育不完善，高热时易出现惊厥，这也让许多家长对发热恐慌。事实上，单纯的高热惊厥一般不会对孩子的大脑造成损伤。目前的国际指南也并不推荐为预防高热惊厥而使用退热药。

体温越高，病情越严重？

首先大家要明白，发热只是一种症状，不是病因。小儿体温调节能力差，且年龄越小，这种调节能力就越差。如新生儿，皮肤脂肪薄，肌肉不发达，运动能力弱，所以体温调节功能更不稳定，在这个年龄段的宝宝发热40℃可能并不比38℃严重。

当发现宝宝发热后，家长要做的不是降温，而是要仔细观察宝宝有无呼吸急促及呼吸费力的表现，心率有无明显增快，同时也需要注意孩子的精神反应（有无嗜睡或者烦躁）、皮肤情况（是否有红疹、瘀斑等）、饮食情况（是否有吃奶量或饮食减少）及大小便情况（是否有便秘、腹泻、尿黄、尿频等）等，发热中如果出现了以上各种异常情况，则病情会随着这些"情况"变严重。

发热的分度

根据小儿的腋温分度：低热＜38.0℃；中等热38.0～38.9℃；高热39.0～41.0℃；超高热＞41℃。

小儿高热按照高热时间来分，又可分为短期高热（发热时间＜2周，多伴有局部症状和体征）和长期高热（发热时间≥2周，可无其他明显症状、体征，需实验室检查诊断）。短期高热和长期高热的病因各有不同（表1–2）。

表1–2　小儿短期高热和长期高热病因的区别

高热类型	短期高热		长期高热
致热疾病	感染性疾病	非感染性疾病	败血症，沙门菌属感染，结核病，风湿热，幼年类风湿症，恶性肿瘤（白血病、淋巴瘤、恶性组织细胞增多症），结缔组织疾病等
	急性传染病早期、各系统的急性感染性疾病	暑热症、新生儿脱水热、颅内损伤、惊厥及癫痫大发作、过敏、输液输血反应等	

小儿高热的自身原因

人体基本的体温调节中枢位于视前区－下丘脑前部，该区域含有温度敏感神经元，可接受来自身体的冷、热神经感受器的信息，感受进入下丘脑血液循环的温度，并通过调节身体的产热及散热使体温保持平衡。

在正常情况下，下丘脑将体温调定点设定在37℃，使核心体温保持正常。所谓的调定点，理论认为，人的体温调节类似于恒温器的调节，在体温调节中枢内有一个调定点，调定点的作用相当于恒温箱的调定器。在视前区－下丘脑前部的温度敏感神经元对温度的感受有一定的兴奋阈值（人体体温多为37℃左右）。当体温高于37℃，热敏神经元活动增强，增加散热；当体温低于37℃时，冷敏神经元活动增强，增加产热。最终使体温维持在37℃左右。

发热是机体对内源性致热原，如白细胞介素－1、白细胞介素－6、肿瘤坏死因子－α、干扰素－β、干扰素－γ等的反应，导致热敏神经元和冷敏神经元活动改变，使调定点上移。比如，调定点上移到38℃后，身体为了适应这个调定点，代谢改变，产热和散热过程均在一个较高的水平，即38℃才能达到平衡，因此体温会达到38℃。

体温调节中枢上调体温水平一般与病情有密切关系，但是由于小儿大脑发育不成熟，体温中枢发育不完善，遇到体温调节中枢上调信号后，经常出现调节过度的现象，这就是小儿出现发热时，常会达到高热状态但疾病不一定严重的缘故。

高热时对身体的影响

发热时人体免疫功能增强，可增强白细胞的动力及活性，可使一些病原体生长受抑制，有利于病原清除，促进疾病好转。所以，如果孩子低热或中等热并不影响日常生活，没有明显不适，可以观察，不必一发热就马上降温处理。但高热会给机体带来一定危害，如导致惊厥；使氧耗增加，对本已缺氧者可加重组织缺氧；心输出量增加，可加重心脏病或贫血患者的心脏负担，引起心力衰竭；可增高颅内压等。因此，宝宝高热时分析前因后果要多一些，该退热就退热。

热性惊厥，不一定影响发育和智力

"司机师傅，麻烦您再开快点！"

"宝宝醒醒呀！宝宝……"

一位发热的小宝宝在就医途中发生了全身抽搐，头颈后仰，失去了意识。孩子身边的大人都吓坏了，有人掐人中，有人给孩子按摩四肢，还好3分钟后孩子不抽搐了，但大人们抱着孩子到门诊时依然惊魂未定，对孩子的未来充满担忧。

发热后发生抽搐，我们称之为热性惊厥，是高热引发的癫痫样发作，多见于6个月至5岁的孩子，尤其是12～18个月大的婴儿。热性惊厥症状轻者，只表现为眼球不规则翻动或肢体僵硬；严重者则表现为全身抽搐或痉挛，类似于全面强直-阵挛性发作癫痫。通常情况下，热性惊厥在5分钟内停止，可自行恢复正常。

大家不用过于担心，因为不是所有高热时都会发生热性惊厥，孩子发生了热性惊厥也不代表长大了就一定还会发生。目前来看，只有4%的孩子可能会发生。如果孩子发生热性惊厥是在1岁以内，那么在将来，他有50%的可能性再次发生热性惊厥；而如果孩子第一次发生热性惊厥是在1岁以上，那么再次发生热性惊厥的可能性就降到30%；每100个发生过热性惊厥的孩子中，只有少数将来有可能发展为不发热的情况下也出现惊厥的慢性癫痫。

热性惊厥影响智力？

人们看到宝宝热性惊厥的抽搐表现，总会与脑损伤引起的抽搐画等号。其实，热性惊厥对孩子大脑有影响，是目前普遍被误解的观点。由于1岁左右的宝宝大脑发育不完善，高热刺激后，大脑神经元异常放电可引起短暂抽搐。请各位家长放心，热性惊厥不会对孩子造成生命威胁，也不会损伤大脑，更不会影响身体的正常发育和智力。

通常孩子在6岁后，神经发育较完善时就不会再发生热性惊厥了。如果6岁后的宝宝依然发生热性惊厥，就需要注意是否有慢性癫痫发作。

如果家长担心宝宝出现热性惊厥后对大脑有影响，建议做计算机断层扫描（CT）、磁共振成像（MRI）等检查，查看脑部是否有损伤，还可以做脑电图（EEG）检查，判断孩子大脑的电活动是否正常。具体做哪一项检查，需要医生根据宝宝的病史来选择。

发生热性惊厥时，家长怎么办？

因为热性惊厥可以自行恢复，掐人中并不能起到"唤醒"或止痉的作用，反而会造成宝宝皮肤的破损，此外，也不要固定孩子的四肢或头部等身体部位，限制其肌肉活动。最好的处理办法是清除孩子口腔内的所有物品，如安抚奶嘴、食物等，让孩子侧躺，臀部高于头部，这样可以保证当他呕吐时，呕吐物不会反流入气管从而引起窒息。如果惊厥超过5分钟没有停止，或程度比上一次发作更严重，或者出现了呼吸困难、窒息，或一天内断断续续发生好几次，应立即拨打120求助。切忌把孩子单独留下，无人照顾。

热性惊厥是否吃药止痉、退热？

热性惊厥期间，可将退热栓塞入宝宝肛门内，待惊厥停止后立刻送往医院。如果没有退热栓，可以等孩子惊厥停止后给予退热药，并立即送往医院诊治。如果孩子抽搐时间比较长，医生可能会用地西泮、咪达唑仑等药物进行止痉，但不建议家长在未诊断清楚的前提下，擅自给孩子使用镇静类或抗惊厥类药物，因为这些药物的不良反应比较多，长期使用或滥用会给孩子带来不可预估的健康风险。

如果孩子曾经有过高热惊厥，当体温达到38℃时就要服用退热药物。服用退热药物后，千万不要给孩子盖被子捂汗，这样会影响体表散热，不利于退热。同时，大量出汗会导致体内水分和电解质丢失，造成脱水，严重者会继发心脏和大脑损伤，危险程度远比发热严重得多。

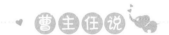

热性惊厥分为单纯型和复杂型两种。单纯型的热性惊厥就如前面所说，宝宝惊厥后5分钟内自行恢复，无神经系统异常表现，退热后不会再发生惊厥。复杂型热性惊厥的特点为：

——惊厥持续超过10分钟；

——24小时内反复抽搐；

——局部、不对称的抽搐；

——发作后神经系统异常；

——发热性惊厥持续发生。

如果孩子发生了复杂型热性惊厥，建议家长首先拨打120，根据医生建议进行相应的处理。

退热药吃得早，真的好吗？

"体温那么高了，赶紧吃药呀！"

是啊，宝宝体温达到38.5℃以上或者宝宝有明显全身不适的症状，如烦躁、易闹等，这个时候就可以用退热药了。

小儿用退热药有两个前提条件：发热后小儿表现出不适，体温＞38.5℃。其实，我国发布的儿童发热相关临床指南中提到使用退热药的适应证是：儿童因发热表现出不适。但是对于小婴儿来说，不适的表现实在太难判定了，所以医生就告诉大家一个非常简单的用药指标是体温＞38.5℃，这个指标是临床总结出的经验。

那宝宝发热了，吃什么药好呢？吃完药热不退，要加量吃药吗？

首先要提醒各位家长，不能盲目给宝宝吃药，剂量也要适中，因为宝宝摄入过大剂量的药物很可能会引起虚脱或其他不良反应。家长们要心里有个底儿，发热只是症状，不是疾病。想要退热，还是要急中求稳。

常用退热药

对乙酰氨基酚　是世界卫生组织推荐的2个月以上患儿的首选退热药，疗效好，耐受性好，不良反应少，相对安全，口服给药吸收迅速完全，并有多种剂型可供选择，如口服滴剂、口服液、肛门栓剂等，以满足不同的给药方法及孩子的口味。

布洛芬 退热效果快而平衡，也有口服滴剂、口服液、栓剂等多种剂型，也是相对安全的退热药物。

布洛芬和对乙酰氨基酚有不同的剂型，如滴剂、水剂和肛用栓剂，适合不同年龄儿童使用，但如果孩子年龄在 2 个月以下不建议使用。如果孩子年龄大于 6 个月，布洛芬与对乙酰氨基酚的退热效果和安全性相似，两种药物均可选用，但不是说两种药物可以一起用。我们医生不推荐同时使用两种退热药，也不推荐两种退热药交替使用。建议选用一种退热药，如果退热效果好，日后就以此药为主。如果不适症状未减轻，或在服用下一剂药物之前又出现不适才会考虑更换药物。使用一种退热药物降温时，可 4 ～ 6 小时使用 1 次，24 小时内使用不超过 4 次。对于严重持续高热的孩子，在医生指导下可适当采用两种退热药交替使用。

还有一种药是含有上述两个退热药成分的复方感冒药，如小儿氨酚黄那敏颗粒、小儿氨酚烷胺颗粒、小儿氨酚伪麻颗粒等。这些药物里面的"氨酚"都是对乙酰氨基酚。建议使用前，家长仔细阅读说明书上标注的适用年龄段、禁忌证和用法用量。

如果可以判定宝宝是感冒引起的发热，那么，在吃感冒药的时候应慎重选择退热药。目前的感冒药大多是以解热镇痛药对乙酰氨基酚为主的复方制剂，还含有抗过敏药和鼻血管收缩剂。其不良反应较小，对胃肠刺激较小，可在一定程度上缓解宝宝鼻塞、头痛、流涕、全身不适等感冒症状。但复方制剂中已经含有对乙酰氨基酚成分，如果再使用其他含有对乙酰氨基酚的退热药时，就会引起体内药物过量，增加发生不良反应的可能性。

中药退热法

中药口服、中药外敷及中药灌肠均为中医治疗小儿发热的方法。口服药物有荆防败毒散、银翘散等，还有银黄颗粒等中成药。中药外敷是用石膏、栀子等中药研成细面，调和成膏，外敷于病变部位或特定穴位降温。中药灌肠是使用中药制成的灌肠液通过肠道吸收药物及物理降温的方法降温。

至于中药退热，由于临床研究较少，相关作用机制、确切效果及不良反应尚不明确，所以，在权威的小儿发热诊疗指南及专家共识中，并未推荐中医相关治疗方法作为发热的治疗手段。当孩子发热时，还是应以积极物理降温及口服退热药为主，可在医生的指导下辅以相对安全的中成药对症治疗。

自购非处方药

宝宝的退热药，有些是可以在药店自行购买的，所以大家在没有医生指导的情况下使用，应注意以下几个方面：

☆服用时间不应太久，剂量不得过大。

☆除了用药外，宝宝需要好好休息，多饮水，并且要吃清淡易消化的食物。

☆宝宝自己或者家族有解热类药过敏史的，一定要慎用退热药。

☆用糖皮质激素类药治疗发热性疾病是有严格指征的，应在医生严密监测下使用。如果滥用，就会使宝宝体内的免疫功能紊乱，并削弱宝宝机体的抵抗力，加重宝宝的病情。

喂葡萄糖水

孩子发热时新陈代谢加快，营养物质的消耗大大增加，体内水分的消耗也明显增加，同时胃肠蠕动减慢，消化功能明显减弱。这个时候，孩子会出现食欲减退的现象，吃饭、喝奶比平时少，家长可以适量给孩子喂一些葡萄糖水，以保证小儿基础代谢热量的需要。此外，如果孩子应用退热药后出现大量出汗的情况，为了预防脱水，还应该在葡萄糖水中加入适量的食盐，以补充电解质。但是，家长应该注意，葡萄糖水只能短期适量补充，如果过量饮用，会影响孩子食欲及对其他食物的消化和吸收，还可能引起血糖升高，引起一过性糖尿，而发生口渴、多饮、多尿症状。因此，孩子发热时可以适量口服葡萄糖水，但不能长期过量饮用；患有糖尿病的孩子，更是不宜随意口服葡萄糖水。

给孩子喂药的技巧

针对儿童的退热药多是可以用水冲服的粉剂、糖浆或颗粒，家长想将药当作奶水一样喂给孩子喝，面临的困难可不少。用奶瓶喂？如果药物不是宝宝喜欢的味道，奶嘴很可能被他用舌头顶出来，拒绝再张嘴。用小勺喂？宝宝不想喝会直接将药吐出来，即使是草莓味道的药也会拒绝吞咽。等孩子张嘴的时候强行灌下？绝对不行！强行灌药很容易让药物进入孩子的气管而非食管，这样不仅会引起宝宝呛咳，还会导致更严重的肺炎，得不偿失。

喂药最好的办法是用滴管将药滴入口腔黏膜与牙龈之间，或者是舌下，这样既避免了药物误入气管，宝宝也不容易吐药，还可以保证药物最大限度地被宝宝吞咽。如果一次喂不完，可以少量多次。

抗生素不是退热必选项

孩子一发热，就让孩子吃消炎药是家长退热的一个误区。

孩子发热时是否需要用抗生素，应到医院完善血常规等相关检查后，由医生结合孩子病情，做出专业判断。如果检查提示白细胞、C-反应蛋白[①]等炎性指标升高，细菌感染的可能性比较大，可能需要应用抗生素。所以，持续发热的孩子需要及时到医院就诊，由医生结合孩子的病情判断是否需要应用抗生素，以及应使用哪类抗生素，不要在未完善相关检查、发热原因不明确的情况下自行给孩子服用抗生素。

如医生建议使用抗生素治疗，应按照医嘱用药，不要自行随意更改药物剂量及疗程。

静脉输液并非最好的选择

孩子发热时是否需要输液？建议您尽早带孩子去医院就诊，完善相关检查，由医生结合孩子的病情而定。因为孩子发热时并非一定要输液，静脉输液也并非最好的选择。孩子发热时的用药原则是能口服给药则不肌注给药，

---

① C-反应蛋白（CRP）是炎症和组织损伤的非特异性标志物，具有很好的稳定性和精确性。当机体发生炎症或组织损伤时，由肝细胞及时生成C-反应蛋白，并且迅速升高（是正常水平的100～1 000倍），48小时左右可达到峰值。如果经过治疗后C-反应蛋白值持续不下降，可能身体还存在损伤。C-反应蛋白正常值为：新生儿＜3.2 mg/L；儿童＜2.2 mg/L。

能肌注给药则不静脉给药。

静脉输液通常适用于以下几种情况：

严重细菌感染 炎性指标增高，小婴儿容易出现脓毒症等严重后果。

脱水 发热伴有严重腹泻、呕吐，无法进食，引起脱水、电解质紊乱的情况，需要通过输液纠正脱水，补充体内的电解质。

危重疾病 比较紧急、危重的疾病，如急性喉炎、重症肺炎、惊厥、脑炎、脑膜炎等疾病，发病急，病情危重，或口服给药困难，需要尽快静脉使用抗生素、激素或镇静剂等药物积极救治，以避免孩子病情恶化，危及生命。

持续高热用亚低温疗法

亚低温疗法是一种医疗方法，是以药物（如哌替啶、氯丙嗪、异丙嗪等）和物理降温（头戴冰帽，颈部、腹股沟、腋下、腘窝、肘窝处放置冰袋等）相结合的一种降温方法。亚低温疗法可以降低脑耗氧量和脑代谢率，改善脑细胞膜通透性，增加脑对缺氧的耐受力，防止脑水肿的发生和发展，使机体处于"冬眠"状态（类似过冬的青蛙等动物）。亚低温疗法具有强有力的中枢神经保护性抑制作用，能使机体沉睡、降温、代谢率降低、耗氧量减少。

亚低温疗法主要适用于重症感染所致的持续高热不退或伴惊厥者，如中毒型细菌性痢疾、病毒性脑炎、化脓性脑膜炎等患者。亚低温疗法可以改善微循环，为原发病的治疗争取时间。患儿"冬眠"期间一定要有专人看护，密切观察体温、呼吸、脉搏、血压、面色、瞳孔的变化，发现问题及时处理。

长期低热，各种检查少不了

一名 4 岁的小朋友，体温 37.8℃，已经发热 2 周多，来我们门诊时精神不佳，互动交流时反应不是很敏捷。陪同的三位家长你一言我一语地介绍孩子发热的经过，听得出来，他们对孩子是否需要治疗有了分歧。奶奶认为孩子这样发热早就该用药了，语气中掺杂着一丝不满。而年轻的爸爸妈妈则认为孩子没到 38.5℃没必要吃药，但孩子持续这么多天发热也有些六神无主。

很多人认为，孩子到 38.5℃才考虑治疗，那体温不到 38.0℃的持续发热需要家长如此担心吗？

答案是需要。持续多天的发热，家长必须将孩子带到医院检查，不能坐等孩子发热到 38.5℃以上才考虑就医。

长期发热的确诊条件

发热持续 2 周以上。

长期发热的原因

从临床经验上来看，长期发热的病因很多，概括起来如下：

1. 感染性疾病是长期发热的第一病因。对于长期不明原因发热的患儿，尤其是发热时间在4周以内，应首先考虑感染性疾病，可为细菌、病毒、支原体、衣原体等病原体感染，其中以细菌感染最多见。

2. 结缔组织病也是引起长期发热的重要原因之一，部分病例出现典型症状前数周或数月可以出现发热。以儿童类风湿病最常见，其次为川崎病、风湿热、系统性红斑狼疮、结节性多动脉炎、皮肌炎等。肿瘤性疾病以淋巴瘤及白血病最为多见。

同时，还应该注意一些相对较少的疾病，如坏死性淋巴结炎、甲亢、无汗性外胚叶发育不良等。对于在盛夏时节出现发热，以长期发热、口渴、多饮、多尿、汗闭或汗少为主要表现的3岁以下的儿童，也需要高度怀疑暑热症，这部分孩子在秋凉后，发热症状能够自然消退。

家长如果发现孩子有发热症状，应认真观察，每日多次给孩子测量体温，并做好记录，以便找出发热的规律，为诊断提供依据。同时，家长还应注意观察孩子除发热以外的伴随症状，如饮食、大小便、精神状态，以及是否出现过皮疹、呕吐、腹痛等情况，以便医生对孩子的病情做出精准判断。小儿发热伴随症状可能提示的疾病如表1-3所示。

表1-3　小儿发热伴随症状与疾病关系

发热伴随症状	可能疾病
咽部充血、扁桃体肿大	上呼吸道感染或急性扁桃体炎
皮肤皮疹	出疹性传染病，如幼儿急疹、麻疹、风疹等
疱疹，出现在咽部、手足及肛周	手足口病
红色斑丘疹、疱疹、痂疹与多种形态的皮疹同时存在，在胸、腹及背部出现，特别是头皮处出现	水痘

发热伴随症状	可能疾病
皮肤有瘀斑	流行性脑脊髓膜炎，亦应考虑血液系统疾病
浅表淋巴结肿大	传染性单核细胞增多症、皮肤黏膜淋巴结综合征，亦应该注意白血病和淋巴瘤
口腔黏膜斑点	麻疹
肺部听诊闻及痰鸣音或水泡音	急性支气管炎或支气管肺炎
肺部听诊有哮鸣音	喘息性支气管炎或支气管哮喘
腹部明显的压痛或其他体征	急腹症，如急性阑尾炎、肠梗阻等

查致热原所需要的检查

在门诊，医生会先查看孩子的扁桃体、浅表淋巴结有无肿大，心脏听诊有无异常，肺部听诊是否有啰音，肝脾是否肿大等。然后开化验单，检查血中白细胞、红细胞、血小板、红细胞沉降率（简称血沉）、C-反应蛋白、抗链球菌溶血素O试验（简称抗链O）等是否在正常范围。如果白细胞和中性粒细胞增高，可判断发热是否由感染所致，以及感染的可能病原；血沉、C-反应蛋白、抗链O等变化对小儿结缔组织病的诊断有一定的参考价值。

对于长期低热的患儿，经查体、常规实验室检查不能确诊者，X线检查对诊断有重要的价值。胸部的X线检查可明确肺部的感染病灶，如肺炎、肺结核、肺脓肿、胸膜炎等。X线检查结合B超、CT、MRI检查可诊断胸部及腹腔内的病变，如膈下、腹腔深部的脓肿，以及腹膜后淋巴瘤、脓肿，以明确发热的原因。

如果医生高度怀疑一些疾病，也会做一些针对性的检查。

怀疑结核感染 会做PPD试验，痰、胸水或脑脊液结核杆菌培养及PCR-DNA

检查，并拍胸部 X 线片。

怀疑败血症　会做血培养及骨髓培养。

怀疑病毒感染　会做相应的特异性抗体和抗原检测，如 EB 病毒衣壳抗原 IgM 抗体，巨细胞病毒的 IgM 抗体或尿、唾液中巨细胞病毒包涵体。

怀疑结缔组织疾病　会做免疫学检查，如测定抗核抗体（ANA）、抗双链脱氧核糖核酸抗体、类风湿因子及补体。

怀疑白血病及恶性组织细胞增多症　会做骨髓穿刺，必要时会做多部位穿刺检查。

怀疑淋巴瘤　会做淋巴结活检。

有关辐射的担忧

在各种检查项目中，家长会担心 X 线、CT、MRI 检查会对宝宝的身体造成损害，影响发育。真的会吗？下面我们就好好说一说这些辐射的问题。

X 线　属于电离辐射，是具有电磁波和光量子双重特性的一种特殊物质，就其本质而言，它与可见光、红外线、紫外线、γ 射线完全相同，都是电磁波，只不过 X 线的频率更高，波长很短。X 线可以穿透身体，形成影像，检查过程跟拍照片一样。辐射对身体产生影响，与 7 种因素有关：辐射种类、吸收剂量、剂量率、分次照射、照射部位、照射面积、照射方式。

拍一次 X 线，我们会吸收多少辐射剂量呢？非医疗情况下，我们身体会吸收的辐射剂量：每年环境中的宇宙辐射剂量为 0.4 mSv；太阳光自然辐射（照射一年）是 2.4 mSv；食物一年的辐射剂量为 0.29 mSv；乘飞机 13 小时接受的辐射剂量为 0.2 mSv。而每次 X 线检查的辐射剂量是多少呢？成人是 1.2 mSv，儿童为 0.02 ～ 0.1 mSv，远远低于一年接受的太阳光辐射，因此 X 线检查是安全的。但是也需要注意，大量、频繁地做 X 线检查肯定是有害的。

CT 检查　辐射量比 X 线多，约为 6.9 mSv，但 CT 使用了几十年，没有任何数据表明使用常规剂量检查产生的辐射会影响孩子的发育，甚至致癌。如果医生通知有必要进行 CT 检查，家长们也不用有太多顾虑。

MRI 检查　这项技术诞生之初也叫核磁共振成像，因为名字里带个"核"字，很多人总会想到"核辐射"。其实这个"核"指的是氢原子核，利用电磁波信号成像，没有放射线，对人体没有辐射，更没有伤害，所以各位家长对 MRI 检查可以放心。

感冒发热，别总往医院跑

到了冬季，门诊感冒发热的患儿就会明显增多。因为孩子不退热，有些家长可能会一天跑好几次医院。其实，使用一次药后不退热而带着宝宝反复往医院跑没有必要。一方面，针对冬季的普通感冒，目前并没有对症的特效药，大多数药都只能缓解症状。所以，针对儿童发热这个问题，不可能在就诊一次后，体温就马上降到正常值。另一方面，任何疾病都有一个好转的过程，如果很频繁地去医院，可能不仅不会使孩子病情好转，还会增加交叉感染的概率。为了避免孩子因等待的时间过长而影响治疗，减少孩子在医院内交叉感染的风险，家长应尽量就近就医、错峰就医，合理利用急诊资源。

孩子感冒发热后，家长合理的处理方法

首先，我们应该观察孩子的身体状况。如果孩子体温升高，但面色和平常一样或潮红，精神状态比较好，并且等孩子退热后仍像平时一样玩耍，说明孩子病情不严重。其次，我们可以对症用药，并密切观察孩子的身体状况，同时还要注意饮食清淡、多休息，做好居家护理，不需要一直带着孩子往医院跑。

如果是 3 个月以内的婴儿发热，一定要及时就医；1 岁以内的婴儿体温高于 39℃或伴有其他症状，如呼吸频率过快、呼吸困难、嗜睡、异常烦躁、拒绝或不愿饮水，超过 6 小时，属于危急症状，应尽快急诊就医。

总的来说，孩子如果表现异常，精神状态不好，甚至出现神经系统异常的

症状（如抽搐），说明此时孩子病重，应尽快就医。

像很多疾病一样，感冒发热也需要一个痊愈过程，即使及时到医院就诊，也很难立马"药到病除"。一般情况下，在孩子首次就诊 3 天后仍发热或出现新发症状，或者是原有症状明显加重时，才需再次前往医院就诊。

再次认识感冒

感冒是一种再普通不过的疾病了。无论大人还是孩子，每当换季或者天气突变，感冒都有可能不请自来。但对于家长来说，自从有了宝宝以后，即使宝宝得了普通感冒也会紧张兮兮的，常会根据自己的经验充当"临时医生"为宝宝用药。大家觉得普通感冒对宝宝来说，真的"普通"吗？根据经验用药就可以治愈吗？

如果家长单凭经验给宝宝治疗，那真是把宝宝当自己"智慧实践"的实验品了。

普通感冒是最常见的急性呼吸道感染性疾病。冬季是普通感冒的好发季节，以病毒感染为主。其中以鼻病毒最常见，其次为冠状病毒、呼吸道合胞病毒、副流感病毒、腺病毒和肠道病毒等。

普通感冒起病较急，有发热、喷嚏、鼻塞、流鼻涕、咳嗽和咳痰等症状，这些症状始于感染后的 10～12 小时，2～3 天达到高峰，之后逐渐减轻，持续 7～10 天。年长儿可能主诉咽痒、咽痛和咽部烧灼感。需注意的是，婴幼儿往往鼻塞、流鼻涕症状不显著而全身症状较重，可骤然起病，呈高热、咳嗽、食欲减退，并伴有腹痛、呕吐、腹泻、烦躁等，甚至热性惊厥。

在感冒症状中，很多表现与其他疾病症状相似，如咽痛、腹泻、高热等，它们很可能是咽炎、肠炎或者其他疾病的症状，如果家长单凭经验觉得是感冒而仅用了感冒药，那很可能耽误了其他疾病的治疗。而且，宝宝感冒也不一定需要用药治疗，如果不用药也可以好，但家长非要用药，那么，药物在体内引起的不良反应就是"无中生有"了。因此，宝宝有什么不适，最好先咨询医生。

感冒是否需要药物治疗?

普通感冒具有一定自限性,症状较轻无须药物治疗;症状明显,影响日常生活则需服药。治疗主要以对症治疗为主,并注意休息、适当补充水分、避免继发细菌感染等。建议宝宝感冒后减少活动,最好卧床休息,多饮水,吃清淡食物,保持鼻、咽喉部及口腔的卫生。如果需要药物治疗,首选口服途径,避免盲目静脉补液,可以根据症状选用减轻打喷嚏、鼻塞和流涕等症状的药物,以及止咳祛痰药,对于体温≥ 38.5℃的儿童可选择解热镇痛药。

常用药物为:

解热镇痛药　缓解发热、全身酸痛等症状,如对乙酰氨基酚、布洛芬。

减充血剂　缓解鼻塞、流涕和打喷嚏等症状,如伪麻黄碱,但不宜长期服用。

抗组胺药　有助于消除或减轻流涕和打喷嚏等症状,如马来酸氯苯那敏、苯海拉明。

镇咳药　为保护咳嗽反射,一般不主张应用,但是当剧烈咳嗽影响休息时可酌情应用,如右美沙芬。

祛痰药　使痰液稀释,易于咳出,如氨溴索。

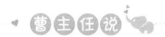

　　就算是普通感冒,密切接触也会有传播的可能,故要注意相对隔离。勤洗手是预防感冒的有效方法;加强锻炼,增强体质,作息规律,改善营养状况,是预防感冒最好的方法;避免受凉和过度劳累也有助于降低易感性。建议在感冒流行时戴口罩,避免出入人多的公共场所。

持续高热，宝宝也许"流感"了

宝宝开始出现咳嗽、流鼻涕、发热等表现时，很多家长会说："哎呀，孩子不就是感冒嘛，吃点药就好了。"

可是，孩子出现这些症状，真的只是简单的"感冒"吗？

不！不！不！小心孩子已落入了"流感"的魔爪。

从监测数据来看，2018 年 12 月 17 日到 2018 年 12 月 23 日期间，北京市二级以上的医院报告流感样病例达到 24 127 例，门诊和急诊就诊人数中流感样病例占 2.03%。2018 年 12 月 17 日到 2018 年 12 月 23 日流感病原学监测结果表明，甲型 H1N1 流感病毒和甲型 H3N2 亚型流感病毒共同流行，以甲型 H1N1 流感病毒活动为主，但甲型 H3N2 亚型流感病毒所占比例有所上升，流感病毒检测阳性率为 33.49%。甲型流感病毒有很多不同的亚型，H1N1 和 H3N2 都属于甲型流感病毒不同的亚型，这两种比较常见，其他还有高致病的禽流感病毒 H7N9 等。

除甲型流感病毒外，还有乙型和丙型流感病毒，丙型流感的传播力比较弱，致病性也相对较弱，所以目前医院里检查的多是甲型和乙型流感病毒。

流感不是感冒

流行性感冒（简称流感），是由流感病毒引起的一种急性呼吸道传染病，在世界范围内暴发和流行，主要通过打喷嚏、咳嗽等飞沫传播；通过直接或间接接触被病毒感染的口腔、鼻腔、眼睛等黏膜传播；也可以通过接触被病毒污染的物品引起感染，如直接接触受感染的动物或受污染的环境。

每年流感会导致全球 25 万～ 50 万人死亡！并且，家庭是流感的"重灾区"之一，再加上小儿抵抗力比较弱，所以小儿是流感的易发人群。由此可知，小儿预防流感很重要。

预防流感的措施

☆接种流感疫苗，中华医学会及美国儿科协会均建议 6 个月及以上儿童接种流感疫苗，这是预防流感的最好方法，除非孩子有不能接种流感疫苗的禁忌证。

☆勤洗手。

☆保持环境清洁和通风。

☆保持良好的呼吸道卫生习惯：咳嗽、打喷嚏要用手纸、手帕或者上臂掩住口鼻；有感冒症状的人要戴口罩；保持室内相对湿度（RH）为 45%～ 60%。

☆避免小宝宝到人员密集的场所活动。

☆合理运动，增强体质和免疫力。

☆出现呼吸道感染症状，及早就医。

平时在门诊中，我们发现许多家长对流感存在明显的误区，这在很大程度上使得儿童流感的病情加重，耽误治疗。下面把常见的误区分享给大家，以便帮助大家正确对待流感。

误区一：房间里蒸醋可预防流感

时至今日，还有很多人认为紧闭门窗，把醋倒入砂锅等容器内煮沸熏蒸，可以起到杀灭流感病毒的作用。其实还没有任何科学证据表明，熏蒸食醋对细菌和病毒有可靠的杀灭效果。相反，如果在封闭空间内长时间熏醋，会使得空气中醋的浓度过高，这不仅会引发呼吸困难、恶心等症状，还会对皮肤和呼吸道黏膜造成损伤。

误区二：打一次流感疫苗，以后就不用担心了

流感病毒很容易变异，基本上每年变异一次。即使当年接种了疫苗，次年仍然会有患流感的情况出现。当年接种的流感疫苗仅对当年的病毒有效，所以流感疫苗需要每年都接种。

误区三：宝宝得了流感，输液好得快

所谓"输液"，临床上输的多是抗生素。但抗生素仅仅对细菌感染有效，对流感病毒并没有效。并且，滥用抗生素不仅不能治疗流感，还可能造成孩子的菌群失调及耐药，所以任何抗生素的使用必须有医师的医嘱方可进行。

普通感冒和流感的区别

在儿童中，流感症状与普通感冒类似，单从流鼻涕、打喷嚏上家长很难分辨清楚是哪一种。从大概率的表现上来看，流感的全身症状会更重一些，宝宝会有全身肌肉酸痛、乏力、持续高热等，和普通感冒相比也更容易出现并发症（表 1-4）。

表 1-4　普通感冒和流感的区别

特点	普通感冒	流感
起病时间	急性起病	急性起病，潜伏期 1 ～ 3 天
病因	70% ～ 80% 为病毒，多为鼻病毒、呼吸道合胞病毒及腺病毒等；20% ～ 30% 为细菌	流感病毒

特点	普通感冒	流感
症状特点	鼻咽部症状较重，全身症状较轻	鼻咽部症状较重，全身症状较重
主要表现	鼻咽部症状：清水样鼻涕，也有咳嗽、咽干、咽痒等，2～3天后鼻涕变稠，可有咽痛、头痛、流泪、味觉迟钝等	全身症状：畏寒、高热、头痛、头晕、全身酸痛、乏力等；胃肠型还有腹痛、腹胀、腹泻等症状
持续时间	5～7天	10天左右
治疗	对症治疗为主	对症治疗+抗流感病毒为主

流感治疗策略：对症治疗 + 抗病毒

在治疗流感前，临床医生都会先评估患儿的一般状况、疾病的严重程度、症状起始时间及当地流感流行状况等，根据每个宝宝的实际情况以确定治疗方案。疾病治疗是一个与时间赛跑、与疾病战斗的过程，遇到患流感的宝宝，医生最希望家长在宝宝发病 48 小时内与我们见面，在这个时间段开始抗流感病毒药物治疗才能最大限度提高治愈率。流感在我们这里算是"熟人"，关于如何治疗我们也有了很多经验，通常使用解热镇痛药、减充血剂、抗组胺药、祛痰药等即可让疾病消失。我们最担心的是诊断错误，盲目或不恰当地使用了抗生素，这很可能会让疾病的治疗方向南辕北辙。

常言道"闻道有先后，术业有专攻"，药物选择是一个"技术活儿"，为宝宝选药更是马虎不得。下面两类药物是抗流感病毒治疗的常用药物，大家不妨多了解一下。

神经氨酸酶抑制剂　可以选择性抑制流感病毒表面神经氨酸酶的活性，阻止病毒由被感染细胞释放后入侵邻近细胞，阻止子代病毒颗粒在人体细胞的复制和释放。可以有效缓解流感症状、缩短病程、减少并发症。目前，批准上市的有口服磷酸奥司他韦、扎那米韦吸入粉雾剂和帕拉米韦氯化钠注射液，在临床上主要使用的是口服磷酸奥司他韦。

中药　与流感患者有明确接触者，如儿童、青壮年，可用金银花、大青叶、薄荷、生甘草，水煎服，每日一剂，连服 5 天。

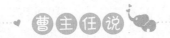

在流感流行期间，孩子可以服用磷酸奥司他韦进行预防或治疗，但磷酸奥司他韦用来预防或治疗的用药剂量有所不同。作为预防用药时，给药次数是每天 1 次；作为治疗药物时，是每天给药 2 次。并且，做预防药物时，一般是给 10 天的药物。

有一点需要提醒大家，磷酸奥司他韦预防流感的时间不能持续很长，只会在用药的时候有作用，一旦药物停下来，它便失去了预防的作用。它不像打疫苗那样可以持续流感流行的整个季节。

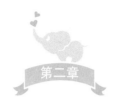

咳嗽

病因可轻可重，止咳可有可无

孩子咳嗽了，不要第一时间就服药，因为止咳药分为镇咳和祛痰两类，如果宝宝有痰，过早使用镇咳药，会使痰液停留在呼吸道内，引发二次感染或更严重的疾病。

咳嗽总有根源

宝宝一咳嗽，家长的耳朵就会竖起来仔细听咳嗽的声音，判断孩子是呛咳、干咳，还是湿咳，是咳嗽两声就不咳了，还是连续地咳……咳嗽对于人们来说，是再熟悉不过的了，从小到大谁还没咳嗽过？可对于语言表达不是很清晰的孩子来说，他们的咳嗽事儿大还是小，就全靠家长的医学常识掌握情况了。

为什么会咳嗽？

咳嗽动作的产生是由声门和膈肌、腹肌等参与，通过气道内外压力变化而引起的。小儿的脏器发育不完善，导致小儿呼吸道对各种刺激都非常敏感，我们生活中常见的各种刺激物，如呼吸道分泌物、异物、有刺激性的气体和气味，都容易刺激位于喉部、气管或支气管的咳嗽感受器而引起咳嗽。

咳嗽是人体的一种保护性呼吸反射动作，通过咳嗽反射，机体能够有效清除呼吸道内的分泌物或进入气道的异物。也就是说，一旦呼吸道内有病理性分泌物或一不小心有异物进入呼吸道内，就会引发机体的条件反射，通过咳嗽将它们排出。所以，我们可以将咳嗽视为机体在进化中出现的一种重要保护机制，可以帮助清洁呼吸道，加速异物的排出，保持呼吸道通畅。小儿呼吸道通畅，可以帮助肺部更好地完成气体交换的生理使命，并给机体供氧，使小儿的心脏、大脑、肝脏等器官能更好地为机体服务。

如果是长期、频繁、剧烈的咳嗽，则会影响患儿休息，容易消耗体力，而且可引起咽喉痛、声音嘶哑和呼吸肌痛等现象，严重时可引起肺泡壁弹性组织的破坏，诱发气胸或肺气肿。此外，频繁而剧烈的咳嗽可使胸腔及腹腔内压力增高，加重心脏负担，甚至可致失眠、焦虑、晕厥、肌肉骨骼疼痛、咯血、肋骨骨折、疝及尿失禁等，甚至可以导致消化道出血等。

咳嗽的出现也提示机体受到了刺激，如病菌、过敏原等，尤其是反复咳嗽或慢性咳嗽，家长一定要引起重视，这是机体在发出求救信号，而在明确病因前最好不要随意使用镇咳药，以免延误诊治。

咳嗽可以说是一柄双刃剑，突发性咳嗽可以排出气道产生或呛入的异物，防止异物或者痰液长期留置体内导致肺不张①或者局部感染。当咳嗽作为疾病的一种症状长期反复发作时，对机体的负担和家庭的压力都是巨大的。

在我国各大医院的小儿呼吸科门诊中，慢性咳嗽的患儿占了1/3以上。很多诊断不明确的慢性咳嗽患儿，常常反复进行各种检查或长期大量服用抗生素和镇咳药物，收效甚微，并产生诸多不良反应，导致睡眠不足、精力分散，甚至影响生长发育，给患儿及家长的生活带来了很大影响，也带来一定的心理和经济负担。这时我们就需要正确认识咳嗽，对症对因治疗，减少咳嗽的发生，从而改善患儿的生活质量。

小儿咳嗽的常见相关因素

年龄 年龄是影响小儿咳嗽的一个重要因素，不同年龄的小儿病因也有不同。年龄越小的孩子，机体抵抗力越差，因此，引起咳嗽的原因可能更多的是感染因素。对于1岁左右的孩子，如果长时间咳嗽，按照常规治疗咳嗽

---

① 肺不张是由于异物、肿瘤或外部压力导致的气道狭窄或肺被压缩，从而引起肺含气量减少，类似于肺萎缩。

未见好转，一定要注意气管、支气管存在异物的可能。而对于学龄儿童，慢性咳嗽以过敏性咳嗽或咳嗽变异性哮喘多见。

季节 在不同的季节里，小儿发生咳嗽的原因也不同。如在寒冷的冬季，病毒感染多见，是流感的高发季节。因此，在这个季节中，呼吸道感染，尤其是病毒感染，就是引起小儿咳嗽常见的原因了。而在春秋季节，过敏因素可能是引起小儿咳嗽的常见原因。

生活环境 家庭居住环境差、人口多或家中有人抽烟，都会引起或加重孩子咳嗽。

家族史 如果孩子父母有哮喘或过敏病史，那么，孩子长期咳嗽就要考虑咳嗽变异性哮喘的可能了。

咳嗽不一定传染

引起小儿咳嗽的原因有很多，按照是否有病原体的感染，可以分为感染性咳嗽和非感染性咳嗽。所谓的感染性咳嗽，就是指各种病原体感染机体呼吸道后所引起的咳嗽，多数有痰，有的孩子会出现发热，如常见的上呼吸道感染、支气管炎或肺炎等引起的咳嗽。

引起呼吸道感染的病原体也有很多种，如常见的病毒、细菌、肺炎支原体等。如果是这些病原体感染机体呼吸道引起咳嗽的话，这些病原体会在孩子之间引起交叉感染，尤其是在人口密集、不通风的场所。这些病原体引起的呼吸道感染不属于传染病，但如果是结核分枝杆菌感染引起肺结核的话，就属于传染病了，结核分枝杆菌会在不同个体间相互传染而引起咳嗽。

非感染性咳嗽指的是过敏、刺激性因素、鼻炎、鼻后滴漏、气管或支气管异物等原因引起的咳嗽。非感染性咳嗽不具有传染性，也不会引起交叉感染。

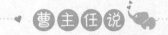

　　咳嗽背后的病因，家长不一定能判断准确，所以对孩子的病情也很难判断清楚，不知道是否要带孩子到医院诊治。如果孩子出现下面6种情况之一，建议家长带孩子到医院就诊，不要耽误。

　　1. 咳嗽1周左右仍没有好转。

　　2. 孩子越小，出现重症肺炎、缺氧等风险越大，因此，3个月以下的宝宝咳嗽时要早点到医院就诊。

　　3. 精神不好伴有缺氧表现，如呼吸困难、口唇发青等。

　　4. 呼吸时有"呼哧呼哧"的喘息声。

　　5. 痰中有血丝或咳黄色、绿色痰，同时伴有发热。

　　6. 有慢性病，如心脏或肺部疾病的患儿出现咳嗽时。

咳嗽时间不同，病因则不同

咳嗽可以说是身体的一种保护机制，或者说是急性或慢性疾病的一种警示，这方面与发热有几分相似。从咳嗽的时间上来看，每个孩子也有不同：有的孩子半夜或清晨咳嗽明显，白天咳嗽比较少，这类咳嗽我们多怀疑是咳嗽变异性哮喘；有的孩子是白天咳嗽厉害，夜间反而减轻，这类咳嗽我们多怀疑是上呼吸道疾病引起，如咽喉或鼻腔受到刺激。

夜间咳嗽的原因及护理

夜间咳嗽，如果从生理上讲，是因为夜间安睡时迷走神经兴奋，导致平滑肌收缩，腺体分泌增多，刺激咽喉部黏膜，导致小儿咳嗽。而对于婴儿来说，胃食管反流是一种正常的生理现象，小儿食管括约肌收缩能力、控制能力均较差，夜间孩子进食后如果立刻平卧，很容易导致进食的奶水、食物及胃酸反流刺激喉部，从而导致咳嗽。值得注意的是，儿童的胃食管反流常常没有打嗝、反酸及烧心（胃灼热）等症状，而只表现为咳嗽。但从可疑疾病上来说，咳嗽变异性哮喘的表现也有夜间咳嗽，患儿会因其气道存在慢性变态反应性炎症，支气管上皮出现肿胀，导致气道内皮下刺激感受器兴奋性阈值低于正常同龄儿，所以患儿的气道对外界刺激物的感应性大大增高，稍有刺激即可导致咳嗽的发生。所以，如果孩子夜间咳嗽明显，我们要注意咳嗽变异性哮喘、上气道咳嗽综合征和胃食管反流等可能。如果孩子出现上述表现，家长应引起重视，立即带孩子到儿童专科医院耳鼻咽喉科或呼吸内科门诊就诊。

如果在呼吸道感染的急性期，孩子夜间咳嗽明显甚至影响睡眠，除治疗原发病之外，护理的方法包括：

1. 经常调换睡觉的位置，最好是左右侧轮换着睡，这样有利于呼吸道分泌物的排出。

2. 寒冷而干燥的晚上，家长可采取加强取暖及空气加湿的方法，这会使敏感的气道更舒适。

3. 婴儿喂奶后不要马上放下睡觉，以防止咳嗽引起吐奶和误吸。

如果孩子总是在躺下以后出现咳嗽，甚至伴有反酸、嗳气、腹痛等表现，需要注意胃食管反流的情况。夜间干咳甚至伴有喘息，需要注意咳嗽变异性哮喘及哮喘的可能，因为这类疾病一般在凌晨表现最重。这都需要到医院来明确诊断。

晨起咳嗽的原因及治疗

晨起轻微的咳嗽是正常生理现象，是将呼吸道痰液排出的自发行为。但如果是长期晨起咳嗽，从平卧改为坐位时出现，需要注意鼻炎、鼻窦炎的可能。如果是由鼻炎或鼻窦炎引起的，一般咳嗽的同时会伴有流涕、鼻塞、鼻痒，也可能不伴有这些症状而仅有晨起咳嗽，这种咳嗽多是由于鼻部的分泌物在身体直立后流入咽喉而引起的。如果考虑是这种情况，家长需要带孩子到医院耳鼻咽喉科就诊，查找病因，并针对病因及症状进行治疗，如抗感染、抗过敏等。

另外，长期晨起咳嗽还有可能是过敏性咳嗽。比如，晨起抖动被褥导致吸入尘螨引起过敏，或者晨起开窗，室外的尘土、花粉进入室内引起过敏，患儿会在这个特定的时间出现最明显的症状，家长需要细心地观察究竟是什么原因导致孩子出现咳嗽等症状的。规避这些动作既可以作为筛查的手段，也可以作为治疗的方法。

如果大家仔细读完上面的文字，会发现无论是晨起咳嗽还是夜间咳嗽，过敏都会成为致病因素。那么，如何去做过敏原试验，孩子是否需要做过敏原试验呢？

过敏原试验

建议家长在怀疑孩子患有变应性鼻炎、咳嗽变异性哮喘、支气管哮喘等疾病时应做过敏原试验，重点为吸入性过敏原检测。

变应性鼻炎、咳嗽变异性哮喘和支气管哮喘均表现为气道慢性炎症和高反应性，过敏是它们的发病因素之一。很多情况下，咳嗽变异性哮喘或支气管哮喘和变应性鼻炎并存。过敏原是以上疾病的重要发病因素，也是这些疾病导致咳嗽的根源。那么，查清过敏原所在，并且规避它们，或者进行脱敏治疗，则是治疗这些疾病，最终止咳的重要过程。因此，家长要带孩子到可以进行过敏原检查的医院科室就诊，完善相关检查。

目前，常用的过敏原检测方法是皮肤点刺试验和血清过敏原检查，两者的检测效果均得到临床的肯定。但要注意皮肤点刺试验前3天不能应用抗过敏药物，否则会得到假阴性的结果。两种测试过敏原的方法都没有空腹的要求。

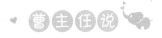

❤ 曹主任说 🐳

如果孩子夜间或晨起咳嗽，先看症状持续了多久，如果持续了1周左右，要怀疑是否为呼吸道感染，如病毒、细菌或支原体感染，建议到医院检查。如果这样的咳嗽持续了2周或1个月，甚至更长时间，同时又没有发热，那很可能是过敏引起的咳嗽，依然需要到医院确诊。

从咳嗽的声音中辨别疾病

宝宝一旦咳嗽，家长们费尽周折地去医院检查，结果可能宝宝什么事都没有。如果不去医院，家长心里又总是不安心。下面就跟大家聊聊怎么通过宝宝的咳嗽声来判断咳嗽的原因，再决定是否要带宝宝去医院。

剧烈的呛咳

剧烈的呛咳通常是气道有异物的表现。这样的咳嗽多见于 1 ~ 3 岁小宝宝。气道异物，多是细小食物、药物、金属、塑料等小东西意外进入呼吸道，引起剧烈的呛咳、憋气、恶心、呕吐。有的仅表现为慢性咳嗽或肺不张，严重的会导致呼吸困难、发绀（嘴唇发乌）、猝死。

刺激性反复性干咳

刺激性反复性干咳是支气管哮喘的表现。咳嗽多为刺激性干咳伴喘息，喘憋加重可导致呼吸衰竭。支气管哮喘是一种儿童常见的呼吸道过敏性疾病，与遗传和自身的免疫系统有关，一般情况下，粉尘、花粉、螨虫、烟雾等过敏原的吸入，病毒、细菌、支原体的感染，以及气温骤变、寒冷刺激、过度运动、情绪失衡、某些药物、特殊食物等，皆可诱发。

"空空"样咳嗽

咳嗽时发出类似"空空"的声音是急性喉炎的特有表现。急性喉炎为喉部黏膜的急性炎症，多为病毒侵入后继发了细菌感染所致，以受凉、疲劳等为诱发原因。宝宝会出现喉咙发干、刺痒或疼痛感，继之声音嘶哑，严重者完全失音。咳嗽声音如"空空"，又有些像狗叫，所以也叫犬吠样咳嗽。这样的咳嗽声音对诊断婴幼儿喉炎有比较强的提示作用。因为婴幼儿喉部相对狭窄，黏膜娇嫩，黏膜下血管丰富，喉炎时喉部易出现明显的肿胀，阻塞呼吸道，所以 3 岁以下婴幼儿咳嗽发出"空空"样声音时，要及时治疗，以免引起呼吸困难，甚至造成喉梗阻危及生命。

阵发痉挛性"鸡鸣"样咳嗽

阵发痉挛性"鸡鸣"样咳嗽是百日咳样综合征的表现。百日咳是由百日咳杆菌引起的一种呼吸道传染病。痉咳期咳嗽多为成串的、接连不断的痉挛性咳，伴一次深长吸气，发出一种特殊的高音调鸡鸣样吸气回声（俗称"回勾"），然后又发生一次痉咳，反复多次，直至咳出大量黏稠痰液，常同时伴有呕吐。

了解到咳嗽的表现形式多种多样，在面对宝宝咳嗽时，妈妈们就不会惊慌失措了。

不要为咳嗽过度检查

小儿咳嗽是非常常见的症状，一般是由感冒或者支气管炎、肺炎引起的，但是有一些不太常见的疾病也会引起孩子咳嗽，家长们要注意，如果孩子咳嗽总是不见好，应该及时带孩子去医院做检查。医生除了要给孩子做一个详尽的体格检查外，根据病情还可能做以下检查来帮助诊断。

血常规检查 细菌感染，多伴有白细胞总数及中性粒细胞计数增多；病毒感染，则白细胞总数及中性粒细胞计数往往正常或降低；白细胞计数及淋巴细胞比例明显增多者，需考虑百日咳；嗜酸性粒细胞增多者，需考虑寄生虫感染或过敏性疾病。

痰液病原学检查 痰液可以完善病毒、支原体、细菌、真菌等检查。疑有百日咳时，痰液还可做百日咳杆菌检查；疑有结核感染时，可抽取痰液找结核杆菌。

血清学检查 可以通过多种试验方法寻找病原学感染引起的血清学表现。

结核菌素试验（PPD） 怀疑结核杆菌感染时，可以做结核菌素试验帮助诊断。

影像学检查 可以进行胸部 X 线检查，必要时做胸部 CT、鼻窦 CT 检查。

支气管镜检查 疑有异物吸入、反复咳嗽原因不明者，可行支气管镜检查。必要时尚可行肺穿刺或肺活检。

血常规检查的意义

当患儿咳嗽时，首先需要完善的检查就是血常规，因为在引起咳嗽的病因中，最常见的还是呼吸道感染，可见血常规在咳嗽诊断中具有重要的意义。

首先，通过白细胞数量、分类及 C- 反应蛋白的结果，可以初步判断引起咳嗽的病原体（如病毒、细菌或肺炎支原体等），进而进行相对有针对性的治疗。一般来说，如果白细胞明显升高，而且细胞分类以中性粒细胞为主，考虑细菌感染的可能性大。而白细胞数量正常或降低，细胞分类以淋巴细胞或单核细胞为主，考虑病毒或肺炎支原体感染的可能。同时，还需要结合 CRP、降钙素原（PCT）[1] 等检查来协助判断感染的病原体。需要注意的是，如果白细胞总数持续减少，还需要注意免疫缺陷的可能性，需进一步完善免疫功能或基因检查。

其次，可以通过监测治疗后白细胞数量的变化来判断治疗效果，如果通过治疗，血常规结果显示白细胞总数下降至正常范围，咳嗽改善，说明治疗有效。

最后，我们可以通过观察白细胞分类的比例协助诊断某些疾病，如根据嗜酸性粒细胞比例及计数是否升高，可以帮助判断是否存在嗜酸性粒细胞肺炎或者过敏性咳嗽、支气管哮喘或咳嗽变异性哮喘等与过敏相关的疾病，需要时可以进一步完善肺功能、过敏原筛查等辅助检查以协助诊治。

---

[1] 降钙素原（PCT）是判断细菌感染严重程度和评价疗效的一项重要指标。当机体受到细菌、真菌等感染后，降钙素原在 2～4 小时上升，而在病毒感染时几乎不升高。用药后 PCT 水平的下降表明炎性反应的降低或感染灶的清除。降钙素原的正常值为 < 0.5 ng/mL；轻微或局部细菌感染 < 0.5 ng/mL；严重细菌感染或脓毒症多器官功能衰竭 > 2 ng/mL。

X 线胸片检查在咳嗽诊断中的作用及意义

在咳嗽诊断中，除了血常规检查外，胸部 X 线也是比较常见的检查方法，为心肺疾病重要的诊断方法。胸部 X 线透视时可变动患儿体位，观察心血管和膈肌的活动情况，观察吸气和呼气时纵隔摆动的情况，以帮助判断是否有支气管异物，还可以观察到心包积液时心影扩大、心脏搏动的减弱和消失。胸部 X 线可以发现肺部疾病的多种改变、心血管疾病时心脏及大血管形态的改变、肺血管影的异常，还可以发现肺部肿块和结核空洞。

在急性咳嗽诊断中，如果病程稍长，不能用上呼吸道感染来解释，需要进一步完善胸部 X 线或者胸部 CT 检查以协助诊断肺炎、支气管异物。

在慢性咳嗽诊断中，可能需要先拍个胸片了解心肺病灶，如果存在明确病灶，给予相关治疗观察效果；若无明确病灶或者给予相应治疗咳嗽仍然不能缓解，则需要进一步完善胸部增强 CT 等检查。

CT 在咳嗽诊断中的作用

对于通过常规查体、血常规、胸部 X 线检查不能明确诊断的慢性咳嗽患儿，或者胸部 X 线检查显示存在肺部病灶，但需要进一步明确病变性质的患儿，需要进一步完善胸部 CT，必要时需要做胸部高分辨或胸部增强 CT 检查。

胸部 CT 在慢性咳嗽诊断中的作用如下：

胸壁 可以发现胸片上不能显示的胸膜增厚；胸腔积液时，有助于肿瘤诊断；根据 CT 值可鉴别包裹性积液、局限性间皮瘤及胸膜外脂肪瘤；增强 CT 可以诊断胸壁血管瘤。

肺脏 对于肺内肿瘤、支气管扩张、肺结核、肺内弥漫性病变等有协助诊断的作用。

纵隔 可以发现胸片上不能发现的增大的淋巴结，根据肿块的 CT 值和部位，有助于纵隔肿块的定性诊断；还可用于鉴别脂肪性、囊性、实性肿块。

CT仿真内镜可无损伤性地显示段支气管及亚段支气管，能从支气管腔闭塞和狭窄的远端观察病变；同时显示多方位的管腔外的解剖结构，且对壁外肿瘤能精确定位，确定其范围。

什么情况下需要做支气管舒张试验？

当孩子有慢性咳嗽或反复咳喘，怀疑患有咳嗽变异性哮喘、支气管哮喘等疾病时，应做支气管舒张试验。

咳嗽变异性哮喘和支气管哮喘均表现为气道慢性炎症和高反应性，针对气道高反应性，我们需要完善支气管舒张试验来证实。支气管舒张试验是通过测定患者吸入支气管扩张剂前后肺功能第一秒用力呼吸量（FEV_1）的变化来判断气道阻塞的可逆性。对于FEV_1＜预计值80%的患者，当临床上怀疑哮喘时，可进行支气管舒张试验。支气管舒张试验还适用于小儿支气管哮喘、急性或慢性支气管炎等的鉴别。支气管哮喘的支气管舒张试验结果为阳性，而急、慢性支气管炎的支气管舒张试验结果为阴性。

吸入支气管扩张剂15～20分钟后FEV_1增加＞12%，且绝对值＞200 mL，判定为支气管舒张试验阳性，提示气道反应性增高，有助于诊断支气管哮喘。但由于影响支气管舒张试验的因素众多，所以支气管舒张试验阴性并不能完全排除支气管哮喘，需要多次监测。

另外，支气管舒张试验还可用于监测支气管哮喘患儿的气道高反应情况，并可以指导支气管哮喘患儿的用药调整。

小儿慢性咳嗽需做的检查

小儿慢性咳嗽指持续时间超过4周的咳嗽，常见的病因包括咳嗽变异性哮喘、上气道咳嗽综合征、感染后咳嗽，其他原因包括胃食管反流、支气管扩张、肺结核、迁延性细菌性支气管炎、百日咳、无明确异物呛咳史的支气管异物等。

表现为慢性咳嗽的疾病很多，为了准确判断病因，医生需要完善以下检查以协助诊断：

肺功能　包括基础肺功能、支气管舒张试验和支气管激发试验，主要用来协助诊断咳嗽变异性哮喘。

24 小时咽部 pH 监测、24 小时食管 pH 监测　主要用来协助诊断胃食管反流性疾病，但小儿耐受性较差。

影像学检查　慢性咳嗽病因不明者，根据病情需要做胸部 CT、胸部增强CT 及鼻窦 CT 等检查。

纤维支气管镜检查　慢性咳嗽病因不明，均需要完善纤维支气管镜检查，以协助了解有无支气管发育异常、支气管异物，部分患者需要进一步完善支气管内膜活检协助明确病因。

在痰液及大便中找寄生虫　主要针对慢性咳嗽伴血常规嗜酸粒细胞增多的患者。

病原学检查　结核菌素试验、痰分枝杆菌检测、痰百日咳杆菌检测等。

基因检查　如怀疑纤毛不动综合征、囊性纤维化、免疫缺陷等疾病时，需要完善基因检查协助诊断。

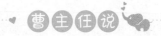

曹主任说

　　孩子因为咳嗽到医院检查，我们作为医生通常会结合其他表现，如发热、胸痛、肺部听诊呼吸音的改变等来选择检查项目，并不是上面提到的检查都要做一遍。

用药前，先改变生活方式

咳嗽与发热不同，发热有服药的指标，而咳嗽则没有明确指标说咳嗽多久、咳嗽声音有多少分贝、咳嗽伴有什么表现就要服药，但听着孩子断续地"咯咯咯"，家长内心也是很煎熬的。去医院？在家观察？吃点止咳药？各种不确定，颇为纠结。

还有一部分家长认为，孩子咳嗽时间长了会引发肺炎。在这里需要纠正一下：咳嗽和肺炎，两者不是因果关系，肺炎是疾病，咳嗽只是疾病的症状，不是病因，也就是说肺炎可以引起咳嗽，但咳嗽并不能引发肺炎。所以，不能盲目地止咳、消炎。

面对咳嗽的宝宝，家长该怎么办呢？

咳嗽后不能随便止咳

明确病因　如果排除生理性咳嗽，怀疑孩子是生病引起的咳嗽，一定要先明确病因再选择治疗方法。因为咳嗽是儿童最常见的疾病症状之一，其原因包括各种感染、过敏、异物吸入及其他少见的复杂疾病等，不同的病因采取的治疗方法不同，所以需要家长及时带孩子去正规的医疗机构就诊，明确病因。

止咳不能先行　不要自行使用镇咳药掩盖病情，因为咳嗽是人体的一种防御反射。人的呼吸道内膜表面有许多肉眼看不见的纤毛，它们不断地向口咽部摆动，清扫混入呼吸道的灰尘、微生物及异物。若呼吸道发生炎症，如上呼吸道感染、气管炎、肺炎等，渗出物、细菌、病毒及被破坏的白细胞混合在一起，像垃圾一样，被纤毛送到气管，堆积多了，可刺激神经冲动，传入中枢，引起咳嗽。如果过早服用镇咳药，这些"垃圾"会越积越多，从而加重感染，甚至阻塞气道。

不要滥用抗生素　毕竟引起咳嗽的原因众多，抗生素仅对细菌感染引起的咳嗽有效，对其他原因引起的咳嗽无效。滥用抗生素会导致细菌耐药，为日后埋下隐患，危害孩子的健康。

生活中做到细致入微

加强护理　家长需注意随着季节的变化给孩子增减衣服，防止过冷过热。

注意饮食，适度饥饱　夏季炎热，秋季干燥，要注意给孩子补充水分；注意少吃甜食、少喝饮料；注意饮食多样化，不要偏食挑食，使维生素、微量元素成比例地吸收；注意不宜过饱；注意运动，进行适当的户外活动，可以增强小儿体质，提高免疫力和抵抗力。

远离花草、宠物　这点对于过敏因素引起的咳嗽尤其重要，最好不要养猫、狗等宠物，因为宠物身上的毛屑等过敏原会在房间里停留长达3个月。而且也尽量不要让宝宝近距离接触花朵，因为花粉也可能是过敏原。

保持居室内空气新鲜　污浊的空气对呼吸道黏膜会造成不良刺激，可使呼吸道黏膜充血、水肿、分泌异常或加重咳嗽，严重的可能会引起喘息等症状，而且还会增加居室内细菌、病毒等病原体的浓度，增加交叉感染的风险。因此，保持室内空气新鲜，定时开窗换气，对于预防呼吸道感染非常重要。

远离尘土、油烟异味　尘土、油烟异味都有可能引发或加重儿童咳嗽。打扫卫生时注意不要让灰尘飞扬起来，可用湿抹布轻轻擦拭家具，另外，家中应避免使用地毯。厨房油烟要及时排出，家长更不可在家吞云吐雾过烟瘾。

新装修的房屋尽量多通风，避免装潢完毕马上入住。

空调温度不要与外界相差过大　对于体质相对虚弱的易感儿童，温度的反差更易导致感冒，从而引发咳嗽。

保证充足睡眠　保证孩子每天有充足的睡眠，会有利于孩子机体功能的各种恢复，特别对患病的孩子，更有利于疾病的康复。

环境除湿　真菌在我们的生活中无处不在，它生长在阴暗潮湿的地方，如冰箱密封条或者冰箱内的食物上。由于现代住宅密封性比较好，隔热性也比较好，因此真菌很容易繁殖。如果人一不小心吸入真菌，可能会导致过敏，引起咳嗽或是低热的症状。如果长时间大量吸入真菌，还可能导致呼吸衰竭，甚至死亡。

我们可以通过增加阳光照射、保持通风、保持环境干燥来减少真菌的滋生。北方的冬天即使有些干燥，也要注意不要过度使用加湿器，可以用除湿机让家中的湿度保持在 50% 以下，以抑制真菌的生长。卫生间的地面和墙壁应当经常擦洗，保持光洁。浴帘也应当经常清洗，避免真菌的生长。有霉味的地毯纺织品及书籍都应当及时清理。室内尽量不要摆放盆栽植物，因为真菌也可以生长在土壤中。真菌比较青睐温暖潮湿的地方，因此，我们在生活当中应当注意卫生，养成良好的生活习惯，给孩子及家人营造一个干净、安全的生活环境。

避免季节性咳嗽，生活应顺应天气变化

引起小儿咳嗽的原因很多，和季节也有一定的相关性。

冬季　冬季是呼吸道感染的高发期，而小儿因为年龄小，自身抵抗力弱，很容易受到病原体的侵入。因此，冬季是呼吸道感染引起小儿咳嗽的高发季。在冬季，要加强小儿的护理，家中应勤通风，注意孩子保暖，避免去人员聚集的场所。家中如果有人生病了，要注意隔离，以减少呼吸道交叉感染的机会。

冬春季 气温变化大，注意保暖，早晚适当添衣，白天气温高的时候适当减掉衣服，注意室内外温差，家中注意通风。

春夏季 万物生长，是过敏性咳嗽或小儿哮喘的高发季节。花粉增多的时候，对花粉过敏的宝宝可以通过减少外出或者外出时戴口罩的方式避免接触这些过敏原。

秋季 干燥的季节，注意多饮水，避免因呼吸道黏膜过度干燥，使呼吸道正常保护功能受到破坏。对于特别干燥的天气，家中可以适当使用加湿器。

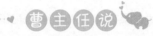

曹主任说

　　我们一直强调，孩子咳嗽了，不要第一时间就服药，因为止咳药分为镇咳和祛痰两类，如果宝宝有痰，过早使用镇咳药，会使痰液停留在呼吸道内，引发二次感染或更严重的疾病。美国食品药品管理局（FDA）建议4岁以下的儿童不要使用非处方的镇咳药和感冒药，英国、加拿大、澳大利亚则建议6岁以下儿童都不要使用。所以家长给孩子使用止咳药要慎重，最好咨询儿科医生后，遵医嘱用药。

止咳药不是镇咳药，选药看成分

面对宝宝咳嗽，任何决定都是一种选择，而每一个选择都会影响结果。如果咳嗽时间稍长，有逐渐严重的倾向，或者影响到睡眠和饮食，止咳还是有必要的。临床上，治疗小儿咳嗽的方法也有很多种，常用方法有口服药物、雾化吸入、静脉输液和物理治疗。因每种治疗方法的侧重点不同，所以根据咳嗽病因不同，选择的治疗方法也就不同。

临床上的止咳方法

口服药物治疗 口服药物包括西药和中成药。常用的西药祛痰药包括氨溴索、乙酰半胱氨酸、愈创甘油醚，均有口服制剂，用量少，味道甜，儿童服用非常方便。其他的西药还包括抗过敏药、支气管扩张剂、白三烯受体拮抗剂等，对于喘息严重的患儿，必要时还会给予口服糖皮质激素治疗。

雾化吸入治疗 雾化吸入治疗是使药物直接作用于气道黏膜，局部吸收，效果快，针对性强，不良反应小。目前，常用的雾化吸入治疗药物包括：①祛痰药物，如吸入用乙酰半胱氨酸溶液；②支气管扩张剂，如吸入用硫酸特布他林溶液、吸入用硫酸沙丁胺醇溶液；③M受体阻滞剂，如吸入用异丙托溴铵溶液；④吸入性糖皮质激素，如吸入用布地奈德混悬液。雾化吸入具有用量少、不良反应小的明显优势，但应在医生的指导下使用。

静脉输液治疗 如果患儿存在严重的感染，可以考虑输液治疗。另外，如果患儿喘息重，出现呼吸困难，也需要应用输液治疗，如糖皮质激素、氨茶碱等。

物理治疗　如人工拍背或机械震荡有助于帮助痰液松解，易于排出，也有利于炎症的好转和吸收。

另外，尚有支气管扩张剂透皮贴剂的治疗方式，目前有妥洛特罗贴剂，效果得到肯定，尤其适用不能配合口服药物、雾化药物的小儿。

治疗小儿咳嗽的药物

治疗儿童咳嗽常用的药物有祛痰药、抗过敏药和支气管扩张剂。也有很多制剂会兼有上述各种成分，发挥各方面功效。家长在选择药物时，应注意阅读药品说明书，了解该药物的主要成分、功效，针对性地选择更适合孩子的止咳药物。

祛痰药　主要作用为稀释痰液，使痰液易于咳出，适用于痰液较多、较黏稠的情况，主要成分包括氨溴索、乙酰半胱氨酸、愈创甘油醚等。

抗过敏药　适用于由过敏导致咳嗽的患儿，抗过敏药包括抗组胺药，如氯雷他定、西替利嗪。

支气管扩张剂　主要作用为扩张痉挛的支气管，适用于喘息的患儿。支气管扩张剂分为 β_2 受体激动剂、抗胆碱药、茶碱类药物。常用药为吸入用硫酸特布他林溶液、吸入用异丙托溴铵溶液、吸入用复方异丙托溴铵溶液和吸入用硫酸沙丁胺醇溶液等。

如果诊断为急性感染性咳嗽，咳嗽伴有痰多、痰液黏稠，可以选择祛痰剂，如氨溴索、愈创甘油醚等；如果咳嗽为阵发性，痰不多，或伴有喘息，可以选择氨溴特罗口服液等，氨溴特罗口服液有止咳、祛痰、平喘、抗过敏等作用。如果诊断为慢性咳嗽，要考虑过敏性咳嗽的可能，可以加用抗过敏药物。

避免选择抑制咳嗽中枢的镇咳药物

咳嗽动作本身是帮助气道清理的有益过程，一味抑制咳嗽反而不利于有害物质排出，从而加重疾病。因此，对于儿童来讲，要避免选择抑制咳嗽中枢的镇咳类药物，以免掩盖病情。镇咳药的成分有可待因，正规儿童医院一般都会避免使用该类药物，家长可以放心。

止咳药物的不良反应

所有的止咳药物与其他药物相似，都有其或多或少、或轻或重的不良反应。常见止咳药的不良反应包括药物过敏引起的皮疹，影响消化系统而出现胃肠道不适，如腹痛、腹泻、食欲差等。

除上述普遍的不良反应之外，不同止咳药物还有各自一些特殊的不良反应，下面为大家分别介绍：

祛痰药物 祛痰药物主要分为黏液溶解稀释剂和刺激恶心祛痰药。其中黏液溶解稀释剂中会含有乙酰半胱氨酸，它对呼吸道黏膜有刺激作用，故有时会引起呛咳或支气管痉挛，这类药物的水溶液中有硫化氢的臭味，部分患儿可引起恶心、呕吐。还有很多家长反映孩子使用这类药物做雾化时，咳嗽更加剧烈，通常情况下停药后会很快缓解。含有愈创甘油醚的祛痰药使用后会出现恶心等消化道症状，急性胃肠炎的患儿禁用。

抗过敏药 某些抗过敏药会导致乏力、头痛、嗜睡，尤其是第一代抗组胺药物如氯苯那敏、苯海拉明，对于儿童来讲，一般不会从事危险而关键的工作活动，即使困倦也不会对生活造成太大影响，所以多休息即可。而第三代抗组胺药氯雷他定、西替利嗪一般不会导致嗜睡的不良反应。

支气管扩张剂 属于 β_2 受体激动剂的支气管扩张剂常会导致心动过速、肌肉震颤，需特别注意。心功能异常者，使用该类药物一定要慎重，它有可能导致心律失常，但可以选择其他的支气管扩张剂，如抗胆碱药异丙托溴铵。

茶碱类药物　如氨茶碱，不良反应较多，如神经系统兴奋、肌肉震颤、心律失常等，尤其是该药物有效剂量与中毒剂量接近，故应用时一定要核对用量，避免药物过量引起严重不良反应。

值得庆幸的是，上述这些药物的不良反应停药后均会缓解。

中药也不能长期吃

治疗小儿咳嗽的中成药有很多，如治疗小儿肺热咳喘的口服液、清肺化痰的颗粒、小儿消积止咳口服液、健儿清解液、咳喘灵颗粒或口服液等。有些家长认为，要想根治咳嗽，提高孩子的抵抗力，给孩子多吃一点中药并无大碍，但家长们还是需要注意几点：

1. 任何药物都是有不良反应的，而且小儿各个脏器仍处于生长发育的过程中，功能尚未健全，很容易受到伤害。因此，如果不加限制地长期服用药物，会造成小儿机体的一些伤害。

2. 服用中药无论是用来治疗咳嗽，还是用来增强小儿的体质，都需要一个疗程，应由专业的中医师进行辨证施治，而不能无限度地长期服用。

3. 引起咳嗽的原因很多，对于小儿反复咳嗽，应注意寻找咳嗽的原因，针对病因进行治疗，而不能一味地依靠口服中成药来达到治疗咳嗽和预防咳嗽反复发作的目的。

生活中的止咳、排痰小妙招

润喉、稀释痰液　孩子咳嗽，虽然不能盲目用药，但家长们可以给孩子喝温水、淡生理盐水，或煮苹果汁润喉，缓解咳嗽，5 岁多的孩子可以喝蜂蜜水。如果感觉孩子喉咙里有痰，可以用生理盐水做雾化，或者在浴室中人为地增加蒸汽，稀释痰液，以利于痰液的排出。

促进痰液排出　太小的宝宝，咳嗽反射还不是很成熟，不会吐痰，此时，需要家长帮助患儿拍背促进痰液排出。给孩子拍痰时首先要有一个正确的体位，建议宝宝采取头低脚高的俯卧位、左右侧卧位、仰卧位，宝宝可以趴在家长腿上或垫高上半身，这样有利于痰液向上气道移动。家长将手呈空心状（好似握个鸡蛋状），拍宝宝后背、前胸及腋下，多数是肩胛下的部位，也就是肺底部容易积痰的部位。拍背的最佳力度就是要发出"啪啪"的声响，不要太轻，因为力度太轻无法起到震荡的作用，就不能把呼吸道中黏稠的痰液震荡下来。一次拍 15～20 分钟，一天拍 1～2 次。这样有助于痰从呼吸道深部排出，即使孩子不会吐痰，痰液被吞入胃后也可以随大便排出。拍痰过程中应注意观察宝宝的神态反应，如果宝宝明显表现出不适，立即停止拍痰。

畅通呼吸道　宝宝卧床休息时尽量将头胸部稍抬高，使呼吸道通畅。

避免呛奶　婴儿咳嗽期间要注意避免呛奶，否则呛奶误吸会加重病情，甚至可能因为奶水呛入气管，堵塞呼吸道而发生窒息，危及生命。

对于一些特殊原因引起的咳嗽，有一些特殊的注意事项。比如，过敏性咳嗽，一定要注意规避过敏原；咳嗽变异性哮喘治疗时间相对较长，应注意规律、规范治疗，定期复诊。

晚上干咳，可能是支原体在捣乱

一天在门诊，一位患儿的妈妈跟我说："最近几天孩子一直咳嗽，很少有痰，要么就是没有痰，晚上经常在睡梦中咳醒，然后喝点热水再继续睡。"在来门诊前，她给孩子吃过很多种药，但是成效不大。看得出她很焦急并且不知所措，我们给孩子进行了系统的检查，化验结果证实干咳不只是肺炎支原体惹的祸，孩子患的是支原体肺炎。

支原体是细菌还是病毒？

支原体既不是细菌也不是病毒，它是介于二者之间的一种致病的微生物，也是最小的能独立生活的原核生物①。原核生物包含支原体，也包含细菌、古生菌、立克次体等。支原体与其他原核生物不同的是，它没有细胞壁。

支原体有很多种，致病性的不是很多，其中肺炎支原体是能让孩子致病的"罪魁祸首"。当携带肺炎支原体的患者打喷嚏时，肺炎支原体就会随飞沫喷出，进入被感染者的呼吸道黏膜上皮细胞，黏附在上皮细胞的支原体从细胞中吸取营养，引起细胞损伤。支原体代谢产生的有毒物质也会加重对正常细胞的损害，从而引起各种病理改变。此外，支原体感染引起的机体过度炎

---

① 根据微生物细胞结构的复杂程度，将其分为原核生物、真核生物和非细胞生物。原核生物是原始单细胞生物，结构特点是细胞核无核膜包裹，只存在称作核区的原核裸露 DNA，它的繁殖以直接分裂为主，没有明显的细胞周期各阶段。

性反应也是造成组织损伤的重要原因。通常情况下，被支原体感染后先是干咳，然后是顽固性剧烈咳嗽，患儿有时因咳嗽还会引起呕吐。支原体感染引发的咳嗽特点是：咳嗽无痰或伴有少量黏痰，晚间尤其是后半夜会有间歇性剧烈咳嗽，严重时则会有呼吸困难。

在医院检查的时候，如果家长仅关注细菌和病毒感染的各项指标，看到白细胞和淋巴细胞等都不高，就认为没事，那就耽误患儿的治疗了。但有时支原体感染的特异性诊断支原体抗体为阴性，也并不能排除有支原体感染，临床检查有时会出现假阴性，此时就考验医生的临床经验了。仅仅依靠化验单就出诊断结果，往往比较片面，有经验的医生相信化验结果，但也不会完全依赖化验结果。如果看到化验单是阴性，有经验的医生还是要进一步检查以明确诊断。

家长不要因为各项检查而觉得麻烦，检查就像排雷，谁也不敢百分之百保证只做一项检查就能明确诊断，尤其是面对少见或复杂的疾病时，检查往往就会多一些。

支原体感染的防治

儿童得了支原体肺炎应及早治疗，在生病期间，家长要注意让孩子多休息，卧室内要保持空气流通，并保持约60%的湿度，这样可以防止呼吸道分泌物变干而不容易咳出。同时，家长要注意孩子的饮食和营养，鼓励孩子多饮水，做一些营养丰富而又易于消化的食物，少食多餐，不宜一次性吃得太饱。由于支原体肺炎具有传染性，患病期间要注意隔离。

肺炎支原体感染的预防主要靠增强体质。家长应该多带孩子开展户外活动，无论是跑、跳，还是游泳，都可以增强孩子的体质，以改善孩子的呼吸功能。

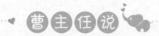

　　家长应该教育孩子在咳嗽时用手帕或纸巾包住嘴巴，防止痰飞沫向周围喷射。不随地吐痰，防止病菌进入空气而传染他人。易患呼吸道感染的孩子，在寒冷季节或气候骤变外出时，要及时增添衣服，以防受寒感冒。

反复咳喘，支气管和肺发育良好吗？

随着新生儿诊疗技术的不断发展，越来越多的早产儿存活下来。不过，在带给无数家庭希望的同时，支气管肺发育不良（bronchopulmonary dysplasia，BPD）的发病率也逐年上升，其给早产宝宝和家庭带来的麻烦也是不可预料的。支气管肺发育不良是由于肺发育不成熟及各种原因所导致的肺和支气管异常发育，多见于早产儿，尤其是极早早产儿。希望家长或即将成为家长的读者朋友们能通过下面这个小患儿的经历，对这个疾病有更深的认识。

阳阳（化名）的故事

在妈妈怀孕 29 周时，阳阳过早地来到了这个世界，由于他的肺脏还没有发育成熟，一出生就因为"新生儿呼吸窘迫综合征"住进了重症病房。为了生命的持续，医生给予了经气管插管呼吸机辅助通气治疗，这样治疗了 1 个月，待阳阳能自主呼吸后才出院。出院时，医生告诉阳阳的家长，由于阳阳早产，肺部没有发育成熟，诊断为"支气管肺发育不良"。虽然给予了长时间氧疗，目前也可以自主呼吸，但并不代表阳阳的支气管和肺发育得如正常孩子一样成熟，支气管肺发育不良的孩子会反复出现呼吸道感染、咳喘及肺功能异常表现，家长要监测孩子的喘息情况及肺功能的变化。

阳阳一家虽然知道小宝宝的未来可能要面临各种疾病的困扰，生活中也十分重视呼吸道感染的预防，但阳阳依然一次又一次地生病。阳阳 6 个月的时候，第一次出现了咳嗽、喘息，在门诊进行雾化平喘及抗感染治疗后，咳喘仍进行性加重，X 线胸片可见到片状阴影，我们考虑"肺炎"，于是收入院治疗。由于阳阳在新生儿时期的特殊经历，医生建议进行肺部 CT 检查。肺部 CT 结果显示双上肺大片致密实变影，双肺支气管管壁增厚，双下肺可见全小叶型肺气肿。经过抗感染、雾化及糖皮质激素平喘等治疗，阳阳的咳喘症状逐渐缓解，于是出院回家。

在阳阳 1 岁 10 个月的时候，再次出现了咳嗽、喘息的症状，虽然在门诊给予了抗感染及平喘治疗，但喘息仍然在加重，只好再次住院治疗。肺部 CT 检查证实再次出现肺部感染。经过抗感染及平喘的治疗，阳阳的病情再次得到缓解，顺利离开医院。今后阳阳可能要反复经受这样的"考验"。

对于支气管肺发育不良的病因与发病机制，虽然现阶段尚未完全清楚，但多数学者认为早产、高浓度吸氧、气压伤、感染为该病的高危因素。也就是说，很多抢救措施在带给人们生命希望的同时，也留给生存一些"瑕疵"，这也许是"是药三分毒"的另一种诠释吧。

支气管肺发育不良的诊断

2000 年美国支气管肺发育不良研讨会将该病定义为任何氧依赖（吸入氧浓度 $FiO_2 > 0.21$）超过 28 天的新生儿。

胸部影像诊断尤其是 CT，对早期支气管肺发育不良诊断意义重大。多发囊状影是诊断支气管肺发育不良的重要征象，不规则囊样病灶及密集的条索状影构成的网状结构，也是最可靠的诊断依据。

支气管肺发育不良的分度

胎龄 < 32 周，根据校正胎龄 36 周或出院时需 FiO_2 进行分度；胎龄 ≥ 32

周，根据生后 56 天或出院时需 FiO_2 进行分度。

轻度　未用氧。

中度　$FiO_2 < 0.30$。

重度　$FiO_2 \geq 0.30$ 和（或）持续正压通气或机械通气。

目前的研究发现，支气管肺发育不良患儿远期可能存在不同程度的呼吸系统及神经系统后遗症，如肺功能异常、哮喘、成年期慢性肺疾病，以及运动功能、认知障碍，听力、视力、行为异常，甚至脑瘫。

支气管肺发育不良的治疗

支气管肺发育不良缺乏有效的治疗方法，目前，治疗手段主要包括：

糖皮质激素　无论是静脉、口服或吸入性糖皮质激素的治疗，均在临床中存在争议，尚需大规模临床研究证实其有效性及安全性。

枸橼酸咖啡因　一项大的、多中心的随机对照研究证明，枸橼酸咖啡因可降低出生体重 500 ～ 1 250 克早产儿支气管肺发育不良的发生率，当然这个药物的益处还需要更多的研究证实。

支气管扩张剂　支气管肺发育不良患儿可表现为气道反应性升高、喘息等，支气管扩张剂可改善症状及肺功能，但无证据支持可改善远期预后。

一氧化氮吸入　疗效尚未经过随机对照研究证实。

间充质干细胞治疗　目前已有初步临床试验证实，间充质干细胞治疗支气管肺发育不良是安全可行的。然而证实间充质干细胞在治疗支气管肺发育不良中的突破仍存在很大挑战。

总之，目前对于支气管肺发育不良还没有公认、一致的诊疗建议，仍然需要更多的研究，但是对于这种疾病患儿的长期随访及观察是必要的。

希望每一个有幸来到这个世界的孩子都能够快乐地生活。

咳嗽有"鸡鸣"样回声，百日咳来了

百日咳，一听到这个名字，大家首先想到的肯定是咳嗽。但也有人会有疑问：为什么是"百日咳"？是咳嗽到100天就停止了吗？在某种程度上可以这样理解，因为这个病引起的咳嗽时间特别长，如果没有有效的治疗进行控制，发病时间会持续两三个月，甚至超过100天，所以大家也就叫它百日咳了。

百日咳是一种由百日咳鲍特菌引起的急性呼吸道传染病，严重时可造成婴儿惊厥甚至窒息，并且它还是年长儿慢性及迁延性咳嗽的重要原因。虽然它是疫苗可控制的疾病，但近年来在世界范围内又开始出现了，家庭内成人患者和潜在感染者是儿童百日咳的主要传染源。目前，百日咳的传播模式已从过去的"儿童—儿童"模式转变为现在的"青少年（成人）—儿童"模式了。

为什么会有传播模式的改变呢？这还得从疫苗的使用说起。

儿童—儿童传播模式　在百白破疫苗（三联疫苗，打一针可以同时预防百日咳、白喉、破伤风）使用之前，百日咳等主要感染人群是1～9岁的儿童，而成人和婴儿比较少见。在20世纪70年代，人们认为百日咳是一种感染后会终身免疫的疾病，所以儿童时期感染后，到了成人时期几乎不会再患有此病。而且女性自然感染百日咳鲍特菌后身体产生的抗体效价足够高，通过胎盘传给新生儿的抗体量也较多，所以1岁以内，尤其是6月龄内的婴儿患百日咳比较少见。也就是说，患病人群主要集中在抵抗力比较弱且体内没有抗体的儿童时期。

青少年（成人）—儿童传播模式　目前，婴儿在3月龄就开始注射百白破疫苗，每个月注射一次，连续注射3次。2岁左右可以再做一次加强注射。因为疫苗最佳的免疫保护效力为5年左右，所以较大一些的儿童、青少年及成人体内百日咳鲍特菌抗体减少，甚至消失，都成了百日咳等易感人群。在传染模式上就形成了青少年或成人向抵抗力较弱的儿童传染。

需要大家重视的是，百日咳具有高度的传染性，当患者咳嗽或打喷嚏时，病原体（百日咳鲍特菌）会随飞沫迅速传播，体质较弱的人吸入带菌飞沫，很容易就会被感染。小孩在幼儿园等人群较密集的地方特别容易感染这种疾病。此病的典型临床表现为阵发性、痉挛性、刺激性的咳嗽，此外，孩子患本病时易有窒息、肺炎、脑病等并发症，病死率较高。

百日咳的症状比较典型，以下为百日咳的三个明显特点，家长可以自行辨别。

咳嗽伴"鸡鸣"样回声　它是一个呼吸道的痉挛性咳嗽，并且在发作时还会带有特殊的吸气吼声，我们又叫"鸡鸣"样回声。

缺氧　当气道处于一个持续痉挛的状态，是很容易引起人体缺氧的。所以，当患儿咳嗽的时候就会有整个面部憋得青紫喘不过气来的表现。如果孩子出现这种情况时，一定要警惕孩子是否缺氧，应及时就医。

咳嗽时间长　咳嗽时间会特别长，长达2～3个月，并且咳嗽的频度也非常高。

虽然百日咳有典型的咳嗽表现，但大一些的儿童和成人的百日咳却较少出现典型的痉挛性咳嗽，未有鸡鸣样回声，因此，有一部分百日咳患者常常被误诊，而他们却成为潜在的传染源。

患者吸入含有百日咳鲍特菌的飞沫后，百日咳鲍特菌会趁机吸附到人体呼吸道纤毛上皮细胞，并在细胞内进行增殖。细菌吸附在人体呼吸道纤毛上皮细胞，它不会立马让人察觉到，而是经过一段时间的潜伏，潜伏期为2～21天，一般情况下为7～14天，之后进入百日咳典型的3个临床阶段：卡他期、痉咳期和恢复期。

卡他期　持续1～2周，临床症状比较轻，和普通感冒咳嗽没有太大区别，主要表现为进行性加重的咳嗽、流鼻涕、低热等症状，没有特异性，因此，此阶段很容易被忽视和误诊。

痉咳期　持续2～6周，亦可长达2个多月。这个时期百日咳的咳嗽与普通感冒的咳嗽或者支气管炎的咳嗽的区别就比较明显了。痉咳期咳嗽多为成串的、连接不断的痉挛性咳，伴一次深长吸气，发出一种特殊的高音调鸡鸣样吸气性吼声，然后又发生一次痉咳，反复多次，直至咳出大量黏稠痰液，有些孩子还会并发咳嗽引起呕吐，因不能有效吸气而引起口周发青甚至呼吸困难。

恢复期　一般持续2～3周，此时期的咳嗽症状逐渐减弱，发作次数有所减少，病情总体上已经减轻，但在遇刺激或是呼吸道感染时又会重复出现阵发性、痉挛性咳嗽，病情迁延可达数月之久。

百日咳的病程大概需要6～12周，部分患者的病程可能更长。孩子处于不同年龄段的临床特点也有所不同，具体表现如下：

0～3月龄　卡他症状不是很明显，有的患儿并没有阵发痉挛样咳嗽，可能只是表现为发绀、呼吸暂停、抽搐。

4月龄～9岁　咳嗽的程度逐渐加重，夜间症状明显，咳嗽后会呕吐。

≥10岁　发展成慢性或是迁延性咳嗽，咳嗽期间会有阵发性出汗发作的表现，还可表现为仅有轻微咳嗽或无症状。

人是百日咳鲍特菌的唯一感染群体，不是小孩才有，任何年龄都可能会患有百日咳。并且，疫苗接种产生的抗体会随着年龄的增长而下降，孕妇体内的抗体传给胎儿的概率很小，因此，婴幼儿对百日咳鲍特菌的抵抗力较弱。如果婴儿未到疫苗接种的年龄，那么患有百日咳的概率就比其他年龄的孩子明显升高。

百日咳的治疗

临床上的治疗主要包括以下几个方面。

1. 抗菌药物治疗

首选大环内酯类抗生素。除了新生儿，其他患者均推荐使用红霉素，其他的大环内酯类抗生素需要根据其依从性和耐受性酌情选用。

对新生儿来说，使用红霉素有肥厚性幽门狭窄的风险，所以不推荐使用，可选择使用阿奇霉素。但需要注意的是，阿奇霉素可能有导致心律不齐的风险；其他大环内酯类抗生素也可能会导致异常的心脏电生理活动，如室性心律失常等。

2. 一般治疗

如果进行抗生素治疗，患者的呼吸道隔离①至有效抗生素治疗后 5 天；如果没有进行抗生素治疗，呼吸道隔离至起病后 21 天。治疗期间保持室内的空气流通，环境安静舒适，可在最大限度上避免刺激诱发患儿痉咳。

如果患儿痰液黏稠，可通过雾化吸入或者是吸痰，帮助患儿排出痰液。若患儿发生窒息，应及时吸痰、给氧。若患儿出现脑水肿，需及时进行脱水治疗，避免脑疝发生。

治疗期间应让患儿吃营养丰富且易于消化的食物，并给患儿补充各种维

---

① 呼吸道隔离，是对病原体经鼻、咽、喉、气管等呼吸道传播的疾病所采取的隔离方法。

生素和钙剂。必要时，可使用镇静剂来减少患儿因烦躁、恐惧而诱发的痉咳，同时还要保证患儿的睡眠时间以及质量。

3. 对症治疗

百日咳痉咳期会出现频繁、剧烈的咳嗽，目前，还未发现特别有效的干预措施。临床上常见的对症治疗药物主要有支气管舒张药、糖皮质激素、抗组胺药和白三烯受体拮抗剂等，但由于没有明确的临床研究论证，所以目前还未出现公认的推荐意见。

中医称百日咳为"鹭鸶咳""顿咳""疫咳"。中医的治疗方法是在急性期应用抗生素治疗，非急性期时主要改善其症状，缩短其病程。

为了防止百日咳侵犯我们的宝宝，我们可以做到：

接种疫苗　百白破三联疫苗是国家计划免疫预防百日咳、白喉、破伤风的疫苗，如果没有不能接种的特殊原因，每个孩子都应该按时接种。因为一旦感染上疾病并进入痉挛性咳嗽期会给患儿带来很大痛苦，甚至死亡，针对痉挛性咳嗽目前也没有非常有效的治疗办法。

隔离传染源　早发现、早隔离传染源。

接触者检疫　在检疫期间出现咳嗽症状即应隔离观察。

百日咳患儿的护理

1. 发现百日咳患儿，要及时隔离，应隔离至起病后 6 ～ 8 周。

2. 患儿房间要保持空气新鲜，家长不要在室内吸烟、炒菜，以免引起孩子咳嗽，并且还要防止其受风寒，衣物保持清洁。

3. 注意饮食调节和营养搭配，忌食生冷、肥甘、辛辣等食品；因患儿常有呕吐，呕吐后要补给少量食物；饮食宜少量多餐，选择有营养较黏稠的食物。

4. 及时给患儿排痰，防止痰液阻塞呼吸道。

5. 患儿发生呼吸暂停、面部青紫缺氧、惊厥时，应给予人工呼吸（有条件可使用呼吸机）、氧气吸入、吸痰等措施，惊厥时要用止惊药。

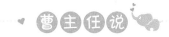

对于百日咳，我们需要对它有 3 个最基本的认识：

1. 临床上治疗百日咳主要有：抗菌药物治疗、一般治疗、对症治疗。

2. 患儿用药和大人不一样，需要科学谨慎用药。

3. 患者治疗期间需做到饮食营养丰富，居住环境安静舒适，保持室内空气流通及保证足够的睡眠。

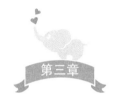

第三章

鼻炎

除掉顽疾讲策略，宝宝不流大鼻涕

儿童鼻炎的季节性比较明显，大多数发生在秋冬季节，因为冬季气候寒冷，空气干燥，儿童的免疫机制还不完善，抵抗力相对较低，极易患上鼻炎。

鼻涕与疾病有几分关联?

我们对于鼻涕的印象就是黏稠分泌物,多与疾病有关。实则,鼻涕是分泌物不假,但不一定是疾病。记得那句"一把鼻涕一把泪"吧,眼睛和鼻腔有个共享通道——鼻泪管,当大量的眼泪被分泌出来后,一部分向上从眼角涌出,而另一部分会向下进入鼻腔,通过鼻腔流出来,那这个"鼻涕"就不是疾病的分泌物。还有那句"冻得鼻涕都出来了",这个鼻涕是不是病态呢?

首先,你真的了解鼻涕吗?其次,如果宝宝问你什么是鼻涕的时候,你怎么回答他呢?总不能说"从鼻孔出来的黏黏的东西就是鼻涕"吧,这个回答太没技术含量了。如果只说"鼻腔的分泌物",小孩子没接触过专业术语"分泌物",哪里会懂呢?家长不妨读读下面的内容,读完之后希望你能很生动地为孩子讲解一下这个与我们的生命相伴相随的物质到底是什么。

鼻涕何去何从

鼻涕是由鼻黏膜中腺体分泌的一种黏液,这里有个关键字"黏",为什么"黏"呢?因为鼻涕里面有糖蛋白,所以,我们刚开始哭的时候从鼻腔中出来的"清水"就不是鼻涕,它不黏。但哭多了,弱碱性的泪液也会对鼻黏膜产生刺激,从而让鼻黏膜腺体分泌增多,这样就形成了泪液和鼻涕的混合物,这时候从鼻腔中出来的液体,它就有些黏了。

流鼻涕在英语中有个形象的说法——runny nose，如果你愿意，可以理解为"生命不止，运动不息的鼻子"，为什么？因为鼻子真的很忙，它除了不停地呼吸维持人体的生命，还要每时每刻分泌黏液，这些黏液也就是鼻涕，之所以没有从鼻腔流出来，是因为鼻毛也在不停地将黏液转运至喉咙处，然后被我们吞咽。

鼻毛属于纤弱的毳毛，手指轻轻一刮都可能使其断裂。婴幼儿的鼻毛更是细微，不仔细都看不到，所以给宝宝挖鼻痂时，鼻痂与鼻黏膜粘连，如果生拉硬拽或者用粗糙的东西刮擦，都会让鼻黏膜受损，鼻毛大量脱落，不仅会出现鼻出血，还会影响鼻涕的运送，减弱呼吸道的第一道屏障作用。

回到上面的问题，"冻得鼻涕都出来了"，这个鼻涕是不是病态呢？不是。鼻腔受冷空气刺激之后，鼻黏膜受冷收缩，鼻毛摆动也会停止，那就造成不停分泌的鼻涕不能被运送到喉咙而是积存在鼻腔后流出来。而一边吃麻辣火锅，一边流鼻涕，则是因为鼻黏膜受到外来辣椒气味的刺激产生的反应，鼻腔黏膜血管扩张，鼻涕分泌突然增多造成的。

说到此，那么宝宝流鼻涕的表现，一定是病态吗？不一定。当宝宝流鼻涕的时候，首先考虑是受凉了还是受到外来物的刺激了。如果都不是，那就再考虑是疾病反应。

鼻涕颜色变化的真相

"清水"鼻涕　像清水一样的鼻涕，不黏稠。什么情况下会出现清水一样的鼻涕呢？首先，它不含糖蛋白，如泪液，质地就像水一样。其次，含糖蛋白少，如感冒后期出现的稀薄鼻涕，也是临床医生说的"卡他"症状。这个"卡他"的英语单词是"catarrh"，catarrh这个单词没有什么意义，但组成单词的"cata-"有"向下"的意思，"-rrh"有"流动"的意思，那么医生说的术语"卡他"字面翻译就是向下流动的意思，符合鼻涕的形象。虽然从"卡他"

的来源上看不出与疾病有什么关联，但如今说"卡他"的时候，还是与炎症相关的。那既然是感冒，为什么鼻涕不是黏稠的呢？这里其实说的是感冒后期，根本原因是糖蛋白的合成跟不上黏膜腺体分泌的速度，所以鼻涕就没有感冒中期那么黏稠了。

白稠的鼻涕　白色的黏稠鼻涕通常是在各种炎症刺激下，鼻腔黏膜分泌黏液增多，黏液中糖蛋白的含量增高所致。那么，糖蛋白在什么情况下会增多？首先，糖蛋白是鼻黏膜中一种形状像高脚杯的细胞——杯状细胞制造出来的。当感冒病毒入侵鼻腔，或者过敏体质的人吸入了花粉、粉尘，鼻腔随即进入"战备"状态，免疫系统会用抗体来逮住这些入侵者，并识别它们的良恶。抗体一马当先，但并不是孤军奋战，而是团体作战，它们有自己的"移动战车"——肥大细胞。当抗体逮到抗原后，确定是坏的入侵者，肥大细胞就会将"肚子"里的信使——组胺释放出去，组胺被释放后会将敌人入侵的消息广而告之。杯状细胞接到信息会大量分泌糖蛋白，让鼻涕变得黏稠，阻止敌人入侵的步伐。血管收到信息后会扩张，渗出水分的同时白细胞也会出来作战，杀死并吞噬敌人——病原体。这一系列的反应，就让鼻腔的黏液又多又黏，这也是疾病到来的一种信号。

绿稠的鼻涕　鼻涕颜色的改变是与其所含的物质成分相关的，绿稠的鼻涕多含有在抵御病原体战争中死亡的白细胞及病原体的尸体。而绿色的主要成分是嗜中性粒细胞，它是白细胞的一种，作用是杀死和吞噬病原体，而杀死白细胞的武器就是它自身释放的消毒剂——次氯酸。继续追本溯源，次氯酸是嗜中性粒细胞内的髓过氧化物酶制造的，这个髓过氧化物酶的结构与叶绿素相似，都含有二氢卟酚环，这个二氢卟酚环决定了鼻涕的颜色呈绿色。

当然，有关鼻涕的知识还不止于此，鼻涕的颜色、多少与鼻窦疾病也有关，在此我就不多说了，因为耳鼻咽喉科会比我们呼吸科更专业。

很多宝宝不会擤鼻涕，也不会咳痰，有了鼻涕，流不出来很可能就被吞咽了。很多家长担心"这么脏，吃进肚子会不会又引出新的疾病"，对于这个问题，我们还是不要太乐观吧，毕竟鼻涕混合细菌和灰尘，是不洁的，而且根据鼻炎程度的不同，鼻涕所含的细菌种类和数量也不同。吞咽鼻涕会带来什么不良反应呢？首先，鼻涕流经咽喉时可以引起咳嗽；其次，不要高估了胃酸的分解能力，如果鼻涕含有大量炎症介质、细菌、病毒，吞咽入胃后就有引起胃肠疾病的可能。鉴于此，尽早教宝宝擤鼻涕和咳痰还是很有必要的。

此外，宝宝流鼻涕的时候，家长都会毫不犹豫地找东西给宝宝擦拭流出来的鼻涕，那么怎么擦才不会伤及宝宝稚嫩的鼻部皮肤呢？无论用纸巾、湿巾、手帕，频率过高的擦拭都避免不了对鼻翼皮肤或鼻孔附近皮肤的擦伤，建议给宝宝擦拭鼻涕后，再给鼻部的皮肤擦点保湿霜，以降低皮肤擦伤的概率。

鼻塞，疏通鼻腔不能硬来

　　每到换季的时候，宝宝出现鼻塞的情况比较常见，一旦出现鼻塞的情况，很多妈妈都会认为宝宝感冒了，其实并不是这样的。引起宝宝鼻塞的原因有很多，只有家长们分清原因，才能有针对性地解决问题。

宝宝鼻塞的原因

　　小宝宝容易出现鼻塞，与婴儿时期的鼻腔解剖结构和生理功能特点有关。宝宝上颌骨和颅骨发育尚不健全，鼻和鼻腔相对细小、狭窄，鼻道短，鼻腔黏膜柔嫩，血管、淋巴组织比成年人相对丰富。因此，鼻咽部一旦遇到外界刺激就会导致鼻咽部的黏膜充血肿胀，如呼吸道感染时，病原微生物使鼻黏膜发炎，鼻腔分泌物增多并结痂，让原本已经狭小的鼻腔更加狭窄，从而出现鼻塞的情况。

　　宝宝鼻塞会影响吃奶和睡觉，甚至还会引起呼吸困难，严重时还可以引起口唇青紫。因此，家长们一定要重视宝宝的鼻塞情况，同时要学会鉴别不同原因所引起的鼻塞，有针对性地解决问题，让宝宝减轻痛苦。

　　鼻痂阻塞　鼻黏膜每天都会有正常量的分泌物，由于宝宝不会擤鼻涕，家长如果没有及时给宝宝清除，这些分泌物积存在鼻道，时间久了，这些分泌物会干燥变硬形成鼻痂。鼻痂黏附在鼻腔外口或深处，阻塞狭窄的鼻道，造成鼻塞。

注意：如果鼻痂干燥并阻塞严重，建议先用专用的鼻喷海盐水来湿润一下堵在鼻腔里的鼻痂，这样就比较容易用吸鼻器吸出来，或者直接到医院请医生处理。千万不要用钳子和镊子直接去夹，因为干鼻痂容易和鼻腔里的黏膜粘在一起，并且会粘得比较牢固，如果硬夹出来，就有可能损伤鼻黏膜，造成鼻出血。

鼻腔异物　宝宝好奇心比较强，又缺乏安全意识，在玩耍过程中很可能将一些小东西，如纽扣、小玩具等塞进鼻孔，或者在进食过程中不慎呛咳，使食物进入鼻腔，从而引发鼻塞。当异物堵塞鼻腔时，绝大多数表现为一侧鼻腔通气不顺畅，宝宝就会不停地揉鼻子，大一些的宝宝还会表现为总是使劲擤鼻涕。此时，家长应注意观察宝宝的呼吸情况，一旦发现孩子有一侧鼻塞，或有不明原因的脓涕伴有臭味时，应及时带孩子去医院耳鼻咽喉科进行诊治。

注意：如果异物在鼻腔停留时间过长的话，可能会引发感染，甚至出现流脓涕或血性鼻涕，并伴有臭味。

感冒　由于宝宝鼻黏膜柔嫩，呼吸道抵御能力较差，所以容易感冒。感冒时鼻黏膜容易发生急性水肿，引起鼻塞。当鼻塞较轻时，家长可用温湿毛巾（不能太烫）放在宝宝鼻部进行热敷，每天2次，每次热敷15分钟左右。鼻塞严重时，可以遵医嘱使用缓解鼻塞的药物。

急性鼻窦炎　宝宝患有急性鼻窦炎时，除了有鼻塞、流脓鼻涕、张口呼吸等鼻部症状外，较重的还会出现发热、头痛、咽喉肿痛、烦躁不安等症状。若得了急性鼻窦炎，家长需要及时带宝宝到耳鼻咽喉科看医生，在医生指导下合理选用抗生素，以彻底治愈，防止复发。宝宝鼻塞严重，可在医生指导下使用0.5%麻黄素呋喃西林滴剂，在吃奶前10～15分钟，在每侧鼻孔滴1滴，一般几分钟就能够起作用。如果宝宝脓鼻涕多时，可请医生做置换疗法，将鼻窦中的脓性分泌物清除出来。

注意：小宝宝使用麻黄素会有不良反应，不宜长期或过量使用，以免引起萎缩性鼻炎，需遵医嘱。

疏通鼻腔的方法

首先，小宝宝出现鼻塞，他们不会通过语言告诉你鼻子堵住了，不舒服。其次，他们即使能条件反射地用手触摸不舒服的鼻子，但肯定不知道怎么去疏通鼻腔。在这样的情况下，细心的家长如果发现宝宝有鼻塞，该怎么办呢？与成人一样让他们擤鼻涕吗？可他们还不会这个动作呢！如果觉得有异物，家长要用手指帮他抠出来吗？请把手指放在宝宝的鼻孔下对比一下，看看自己的手指比他们的鼻孔粗多少，就知道这个方法可不可行了。面对小宝宝的鼻塞，还真是一个技术难题，所以我们要专门说一说。通常解决宝宝鼻塞常用的方法如下。

棉签粘取 给宝宝粘鼻涕的棉签不能用成人的，而是用婴儿专用的棉签，有的婴儿棉签是双头的，一头是圆头，一头是螺旋头。圆头适用于清洁鼻腔，螺旋头适用于掏耳朵。操作方法：圆头沾点儿温水，在宝宝的鼻腔里慢慢转几下，等鼻腔里的鼻痂软化后，轻轻用棉签在鼻子里再转几下，鼻痂就出来了。如果鼻痂在宝宝鼻腔的较深处，可先用专门清洗鼻腔的海盐水或生理盐水往鼻孔内滴 1～2 滴，等鼻痂软化后，用手指的指腹轻轻按压宝宝的鼻翼，使鼻痂慢慢松脱，然后再用棉签将鼻痂取出或用吸鼻器将鼻痂清除。

吸鼻器 吸鼻器分为泵式、口吸式、电动式、喷雾型、蒸汽型，后两个一般是医疗专用，家庭多选用泵式和电动式吸鼻器，但它们都有优缺点：泵式吸鼻器虽然便于携带，但吸力难控制；电动式虽然好操作，但它产生的噪声会让孩子比较烦躁，不愿意配合吸鼻，市场上有播放轻音乐的电动式吸鼻器，不妨试试。无论大家选哪种吸鼻器，通常都需要先使用新生儿、婴幼儿专用的生理海盐水喷鼻剂，喷到宝宝的鼻腔里，起到湿润黏液分泌物的作用，然后再用吸鼻器将鼻涕吸出，这样可以帮宝宝清理鼻腔。需要注意的是，家长在选购吸鼻器的时候，吸头一定要柔软、大小适宜。吸鼻时固定宝宝的头部，以防止宝宝头部乱动而导致吸鼻器损伤鼻黏膜，而且要保证宝宝另一个鼻孔呼吸通畅或嘴巴张开，以避免吸鼻时呼吸不畅。

湿巾擦鼻　如果宝宝不配合家长取鼻痂，家长可以将小毛巾用温水浸湿，然后在宝宝的鼻子上轻轻地按压，重复多次，鼻痂就很容易脱落。

多吸温热、湿润的空气　可以使用空气加湿器，或在宝宝洗澡时，让水蒸气蒸一下宝宝的鼻子。湿润的空气可以稀释鼻涕，舒缓宝宝的鼻黏液，促使鼻涕流出来。

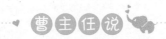

曹主任说

　　鼻塞的原因还有很多，如变应性鼻炎、腺样体肥大，鼻腔本身的疾病，如鼻息肉、鼻中隔偏曲、鼻腔异物或肿瘤等也都可以导致鼻塞。在辨别不清是何种原因导致的鼻塞时，最好带孩子到医院就诊，查明病因，针对原发病进行治疗，减轻孩子的痛苦。

不可低估的鼻炎

秋天空气干燥，气温渐凉，是鼻炎的高发季。作为一种易复发的慢性疾病，鼻炎不仅危害大人的健康，对体质弱的孩子来说也是一大健康隐患。由于鼻炎的常见症状有很多，又与感冒相似，如流鼻涕、打喷嚏、咳嗽等，一旦将鼻炎误认为是感冒，会很容易耽误治疗。

正常情况下，鼻子通过打喷嚏、流鼻涕等功能，防止对人体有害的物质进入体内。但是如果遇到受凉、淋雨、过度疲劳等，鼻腔的防御功能就会降低，细菌或病毒乘虚而入，得以长时间停留于鼻腔内并大量繁殖，此时容易引起鼻腔黏膜和黏膜下组织的炎症。临床表现为鼻塞、流鼻涕、鼻痒、喉部不适、咳嗽等症状。儿童鼻炎主要有急性鼻炎、慢性鼻炎、急性鼻窦炎、慢性鼻窦炎、变应性鼻炎等，其中急性鼻炎、鼻窦炎、变应性鼻炎最常见。

很多人都觉得鼻炎很难治，其实不然，急性鼻炎还是很好治的。

急性鼻炎　可以说是"伤风""感冒"，如果治疗得当都可以治愈。

慢性鼻炎　如果急性鼻炎治疗不彻底，病变迁延不愈，持续4周以上，造成炎症反复发作的鼻黏膜及黏膜下的慢性炎症（表现为间歇和交替性鼻塞、鼻涕明显增多），就会变成慢性鼻炎。慢性鼻炎在治疗上就没有急性鼻炎那么简单了。

慢性肥厚性鼻炎　鼻黏膜长期炎性充血、水肿，鼻黏膜、黏膜下，甚至骨质局限性或弥漫性增生肥厚，纤毛功能减弱，从而形成慢性肥厚性鼻炎。这个类型的鼻炎通常伴有鼻部以外的其他症状，如头痛、失眠等，治疗难度更大，如果有必要还会做手术。慢性单纯性鼻炎与慢性肥厚性鼻炎的区别如表 3-1 所示。患有慢性肥厚性鼻炎，稍有感冒就会频繁鼻塞，由于鼻腔黏膜肥厚，鼻腔很容易闭塞，容易引发孩子腺样体肥大。腺样体肥大也是儿童常见的疾病，是阻塞型睡眠呼吸暂停低通气综合征（OSAHS）最常见的病因之一，这个疾病会在后面的章节具体讲解。

表 3-1　慢性单纯性鼻炎和慢性肥厚性鼻炎的鉴别要点

症状与体征	慢性单纯性鼻炎	慢性肥厚性鼻炎
鼻塞	间歇性，交替性	持续性
鼻涕	略多，黏液性	多，黏液或黏脓性，不易擤出
嗅觉减退	不明显	可有
闭塞性鼻音	无	有
头痛、头晕	可有	常有
咽干、咽痛	可有	常有
耳鸣	无	可有
下鼻甲形态	黏膜肿胀，暗红色，表面光滑	黏膜肥厚，暗红色，表面不平，呈结节状或桑葚样，鼻甲骨大
下鼻甲弹性	柔软，有弹性	硬实，无弹性
对麻黄碱反应	有明显反应	小反应或无反应
治疗	非手术	以手术为主

当然，鼻炎还有很多种类型，比如，干燥性鼻炎、萎缩性鼻炎等。因为儿童比较少见，在此就不一一介绍了。

从不同程度的鼻炎分型上可以看出，没有第一次的急性鼻炎，就没有慢性鼻炎，更不会有慢性肥厚性鼻炎。而不同类型的鼻炎，它们都不像高血压、糖尿病那样如果不服药就会一直处于"发病"状态，它们一定是先有诱发因素才会出现鼻黏膜的高反应性。

儿童鼻炎的季节性比较明显，大多数发生在秋冬季节，因为冬季气候寒冷，空气干燥，儿童的免疫机制还不完善，抵抗力相对较低，极易患上鼻炎。

我们的生活空间弥漫着各种细菌、真菌、螨虫，甚至病毒，不同人处在相同的空间，有人就会生病，有人则不会，区别就在于不同个体的免疫力不同。比如，冬天大家一起出门，遇到冷空气的刺激，有人就会打喷嚏，有人就不会。这就是治疗鼻炎必要的一个条件——提高免疫力。

我曾经遇到一位上小学的男孩，他平时不怎么爱吃饭，体质相对比较弱，时常感冒。以前感冒的时候也没什么特殊情况发生，就是流鼻涕、鼻塞、乏力、说话有鼻音，吃感冒药就能好，好了之后也挺正常的。但他就是爱感冒，班里有一个人感冒他也会被传染，天冷的时候，不用别人传染也感冒。随着感冒次数的增多，小男孩每次感冒的时候鼻涕明显增多，鼻塞的时间明显延长，而且感觉鼻子里有鼻涕就是擤不出来，晚上睡觉也会憋醒，睡不好还影响第二天的上课质量，吃了感冒药，症状也不减轻。后来这样的情况越来越多，家长看着孩子难受，就到耳鼻咽喉科挂号，孩子被诊断为慢性肥厚性鼻炎，建议手术。因为感冒避免不了，只要孩子感冒，鼻黏膜就会水肿，一旦鼻黏膜水肿，鼻腔就是闭塞的。如果做手术的话，如下鼻甲黏膜下骨切除术，可以将下鼻甲骨质部分切除，保留下鼻甲黏膜和黏膜下组织，这样就可以达到减容的效果，一旦感冒后黏膜再次水肿也不会像以前那样把鼻腔全部堵住，还可以用鼻子通气、流鼻涕。

这就是一个抵抗力低引起鼻炎的典型病例，如果孩子能多运动，吃饭不挑食，身体强壮一些，我想鼻炎也不会那么轻易就黏上孩子。

在临床上，我们见过很多类似感冒的鼻炎，它们实在太像了，如何将鼻炎从感冒中抽离出去也是我们医生随时要考虑到的问题。对于家长来说，需要掌握的知识就是：

☆遵医嘱服药的情况下，感冒通常7天左右就会好，鼻涕有一个从清水鼻涕→浓鼻涕→白鼻涕的过程，流鼻涕的时间应该在确定感冒好了之前。如果流鼻涕时间长，就要警惕鼻炎的可能。

☆感冒也会有鼻塞，但随着感冒病程的发展，鼻塞时间不会太长，而且第二天清晨不影响擤鼻涕。如果感觉鼻子里有鼻涕，但擤不出来，就要警惕鼻炎的可能。

☆变应性鼻炎通常不会有感冒的全身乏力、食欲减退、发热等全身症状，如果症状单纯是鼻部症状也要警惕鼻炎的可能。

我们医生做医学科普的目的不是让大家都成为医学专家，只希望大家对一些常见疾病有一点基本的认识，在宝宝感冒流鼻涕、鼻塞的时候，能想到是否患鼻炎，然后积极地去就诊，避免疾病肆意发展。

变应性鼻炎，能根治吗？

变应性鼻炎即俗称的"过敏性鼻炎"，按照中华医学会耳鼻咽喉头颈外科分会相关指南，现均统一叫作"变应性鼻炎"。其主要是由内因和外因构成的。

内因：过敏体质。

外因：生活环境中的一些过敏原，如室内灰尘、尘螨、动物皮毛、花粉、植物等。

如果孩子是过敏体质，那么，当他接触了一些过敏原之后，体内就会致敏，之后孩子的身体就会出现过敏的症状，包括流鼻涕、打喷嚏、鼻塞等。

变应性鼻炎是过敏体质孩子常有的一个疾病，它有下面五大症状，如果孩子符合其中的 2 项或更多，且每天都会持续 1 小时以上，即考虑变应性鼻炎。

1. 打喷嚏：孩子接触某种物质或者进入某种环境就连续打喷嚏。

2. 鼻子痒：鼻子发痒是过敏的特有表现，孩子表现为使劲揉鼻子、吸鼻涕、皱鼻子。有的孩子耳朵、眼睛也会痒。孩子眼睛痒的时候，会表现为内眼睑发红，眼睛水汪汪的，像是要哭。

3. 流清水样鼻涕：接触某种物质（过敏原）后，流水样的鼻涕。

4. 鼻塞：鼻塞的程度不一，如果较重则会影响孩子的睡眠和学习。婴幼儿可见鼻塞，可伴张口呼吸、喂养困难、揉鼻子、揉眼睛的表现。

5. 咳嗽：咳嗽在儿童变应性鼻炎中较高发，咳嗽可能是过敏导致的炎性因子刺激咳嗽感受器导致的，另外，鼻涕倒流到咽喉部也会刺激局部导致咳嗽。一般而言，患儿进入某种环境或接触某种物质会出现阵发性咳嗽，离开后，咳嗽减轻或消失。

如果孩子长过湿疹或家族有过敏性疾病的病史，那孩子患变应性鼻炎的概率就非常大。

很多人质疑孩子患有变应性鼻炎是基因的问题。其实，孩子并不是出生后就患有变应性鼻炎的。患儿常常先患湿疹等皮肤过敏性疾病，等长大一点儿后，身体致敏的 T 细胞容易跑到孩子呼吸道，然后变成哮喘，之后又到了孩子的鼻黏膜，此时就形成了变应性鼻炎。

变应性鼻炎是否可以根治？

小儿变应性鼻炎可分常年性、季节性。根治变应性鼻炎，虽然目前还不能做到，但我们可以用一些治疗方法进行有效控制。

小儿变应性鼻炎的治疗方式是多样性的，包括：避免接触过敏原、药物治疗、免疫疗法等。

1. 避免过敏原

主要是减少与尘螨、真菌、花粉等物质的接触，家里不养宠物，少接触花草等致敏物质。

2. 药物治疗

临床上可根据孩子变应性鼻炎的严重程度来治疗。

如果孩子仅有较轻的症状，一般情况下让孩子晚睡前口服抗组胺药或鼻用抗组胺药，可有效缓解患儿鼻痒、流涕和打喷嚏等症状。此类药物适用于轻度间歇性和轻度持续性变应性鼻炎的患者，并且可以与鼻用糖皮质激素联合治疗中度变应性鼻炎和重度变应性鼻炎。

如果孩子属于中度或重度的，需加用一些鼻喷糖皮质激素，可有效缓解患儿鼻塞、流涕和打喷嚏等症状。

如果孩子鼻塞严重，可加一些减充血剂，对鼻充血引起的鼻塞症状有缓解作用，但鼻用减充血剂的使用时间不应超过1周，以免转变成药物性鼻炎。

如果孩子伴有下呼吸道问题，可以使用白三烯受体拮抗剂，此类药物对变应性鼻炎和哮喘都有效果。

儿童用药的剂量和剂型跟成人是不一样的，所以要在医生的指导下使用，切忌滥用，以免给孩子带来不良反应。

3. 免疫疗法（脱敏疗法）

如果孩子是对螨虫过敏，可以通过给孩子做免疫治疗，从根本上去控制孩子病情的发展。但这个免疫治疗需要花费较长的时间，一般情况下是要持续3～5年。在此期间，可通过给孩子不断脱敏的方法，使孩子对致敏的过敏原不再那么敏感，在一定程度上可治疗孩子的变应性鼻炎。

宝宝要不要选择脱敏疗法？

脱敏疗法就是让患儿由低剂量开始接触特异性的过敏原，然后逐渐增加剂量，达到维持量后，再继续一段疗程。这样可刺激机体的免疫系统，使其产生对这种过敏原的耐受能力。让患者再次接触过敏原时，明显感到症状减轻，或者是不再出现过敏的症状。

脱敏疗法目前适用于吸入性过敏原筛查阳性的患者。在我们医院主要对尘螨过敏的孩子进行脱敏性治疗。治疗时，我们可以选择注射的脱敏治疗或者口服的脱敏治疗。而对于食物过敏的人来说，我们一般采用避免接触这类食物的办法，一般不采用脱敏治疗。

使用脱敏治疗，我们对患儿也是有考量的，不是所有的患儿都适合用脱敏治疗。适合人群如下：

1. 孩子年龄最好在4岁以上。年龄太小的话效果可能会不太好。另外，脱敏治疗的孩子一定要有明确的过敏原，且这些过敏原，如螨虫是没有办法彻底避免接触的，因为空气中到处都有，所以没有办法彻底避免。这时我们就可以选择针对螨虫的特异性的脱敏治疗。

2. 如果孩子的症状在使用一些药物，如抗组胺药、鼻喷激素等之后都不能够很好地控制，在这样的情况下是可以选择脱敏治疗的。

3. 一些家长可能不愿意让孩子接受长期的药物治疗，如鼻喷激素等，我们也可以选择脱敏治疗。

4. 一些有过敏史哮喘的孩子，也可以选择脱敏治疗。

很多家长认为脱敏治疗就是除了药物之外的又一种治疗，想当然地就把其他药物停用了。这样做是错误的！在使用脱敏治疗前，医生会根据孩子哮喘和鼻炎的严重程度及脱敏治疗的进程，酌情调整治疗哮喘和鼻炎的药物。随着脱敏治疗疗效的显现，其他相关的治疗药物的剂量可能会逐渐减少。但并不是说从脱敏治疗一开始，就把其他所有的治疗药物都停掉。停掉其他药物，有可能会使孩子的症状进一步加重。因此，家长一定要遵照医嘱，逐渐调整其他治疗药物，不要立马停掉。

变应性鼻炎的预防

家长要明确孩子的过敏原，尽量让孩子远离它们。比如，有的孩子对真菌过敏，有的对螨虫过敏，而这些过敏原在我们居室环境当中都比较多。

对真菌过敏的孩子　真菌主要喜欢温暖潮湿的环境，像水池子边上，还有浴室的边上都会有真菌的滋生。因此，我们要注意勤打扫这些地方。

对螨虫过敏的孩子　螨虫主要是在我们人体的皮肤、接触的床单及沙发靠垫、绒毛玩具等地方滋生，所以清理的时候，需要把这些布艺的东西用70℃以上的水烫洗。当然，也可以选择在阳光下暴晒。最好选择一些木质或皮质的沙发，这样可以减少螨虫的滋生。

对宠物过敏的孩子 通常是对宠物毛过敏，如猫毛、狗毛、鸟毛等，我们可以尽量避免饲养宠物，减少宠物和孩子接触的机会，或者对沙发、衣物上的宠物毛彻底清扫，避免孩子接触。

对于花粉过敏的孩子 要避免去花多或者草多的地方，可以有效地减少与过敏原的接触。

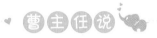

给孩子服药，一定要在医生的指导下合理用药，千万不要自作主张。如果是口服抗组胺药，应根据孩子的年龄大小来决定药量。同时应定期带孩子复诊，可千万不要感觉孩子稍有好转就忽视复诊，这不利于疾病的治疗。

第四章

咽喉部发炎

早期根除，避免复发

导致宝宝不能正常吃饭的疾病，也是幼儿期多见的疾病——咽炎，这个疾病最重要的病原是病毒和细菌，是秋冬和冬春之交时常见的疾病。

扁桃体炎与咽喉炎的区别

"医生，宝宝总感觉嗓子不舒服，还特别疼，这是咽喉部发炎还是扁桃体发炎？"

相信会有很多家长都有这样的疑惑，因为扁桃体炎和咽喉炎发病时的症状比较相似。不管是扁桃体炎还是咽喉炎，两种疾病都会出现咽部不适感。

有些宝宝会因为喉部难受而抓挠自己的脖子，很多家长通过这个动作也分不清楚宝宝究竟是哪个地方不舒服。其实家长们不要太担心，阅读下面的内容，了解这两种疾病的不同之处，在一般情况下是可以分辨出来的。

扁桃体炎和咽喉炎的区别

发炎部位不同　扁桃体炎是发生在宝宝扁桃体黏膜下组织、隐窝的炎症，而咽喉炎发生在喉部及咽部的黏膜、黏膜下及淋巴组织处。宝宝如果患有咽喉炎，有可能是整个咽喉有炎症；如果宝宝患有扁桃体炎，可能只是喉咙两边的扁桃体发炎。

体征有所不同　如果宝宝扁桃体肿大、充血，甚至上面有黄白色的脓点，患扁桃体炎的可能性较高；如果宝宝咽喉部的水肿、充血是以咽壁黏膜为主的，或者有咽后壁淋巴滤泡增生、咽红的表现，那么患咽喉炎的可能性较高。

扁桃体炎对宝宝的影响

我们平常说的扁桃体，通常位于咽部两侧的腭扁桃体窝内。宝宝的扁桃体如果是正常的，我们是看不到的。

怀疑宝宝扁桃体发炎时，我们可以等宝宝张嘴大哭，或者宝宝能配合说"啊"的时候查看，必要时可以用压舌法查看。因为扁桃体炎是发生在扁桃体黏膜下组织、隐窝的炎症，所以我们可能会在宝宝咽腭弓之间的凹陷处看到红肿的扁桃体。

扁桃体肿大会让呼吸道阻塞，使宝宝打鼾严重、发音不清、吞咽不畅。当宝宝打呼噜严重时，气道容易完全阻塞，此时宝宝很可能就会发生呼吸暂停，不仅影响患儿的心肺功能发育，还影响第二天宝宝的精神状态及学习的效率。

宝宝之所以容易出现扁桃体炎，主要还是因为宝宝的抵抗力比较弱，容易受凉感冒。生病会在一定程度上减弱扁桃体抵抗病原体的能力。如果病原体侵入宝宝的扁桃体，就很容易引发扁桃体炎。

如果宝宝的扁桃体炎比较严重，就易转变成化脓性扁桃体炎；如果宝宝发病时间较长，还会转化成慢性扁桃体炎；如果宝宝反复发生扁桃体炎，还会引起鼻炎、气管炎、中耳炎。

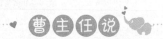

　　为了防止宝宝扁桃体发炎，家长们平时要加强宝宝的体育锻炼，增强宝宝体质和抗病能力，宝宝扁桃体的抵抗力也会跟着增强；要注意宝宝的口腔卫生，降低扁桃体细菌感染的概率；宝宝的饮食要清淡，尽量不要让宝宝吃辛辣刺激性食物；避免宝宝过度疲劳，要按时睡觉，保证每日的睡眠时间。

扁桃体炎，那一道防御可留可除

家长们应该对扁桃体炎都不陌生，因为我们自己都有过扁桃体发炎的经历。而在宝宝的成长过程中或早或晚也会"撞见"扁桃体发炎。相比大人扁桃体发炎，令人头疼的是，宝宝会一年内发作好多次。扁桃体炎为何会让可爱的宝宝们如此不得安宁？

我们先来了解一下扁桃体的生理构造。

扁桃体炎，通常是指腭扁桃体发炎。腭扁桃体位于儿童咽部两侧，是消化道及呼吸道的交通要道。其具有合成各种免疫球蛋白及特殊抗体的功能。每个扁桃体有 6～20 个隐窝，而这些隐窝是盲管，它的上面没有肌肉组织，缺乏蠕动的能力。并且隐窝里面没有腺体，缺乏清除的功能，所以为细菌、病毒存留繁殖提供了场所。隐窝口内长期有细菌存在，存在隐窝口内的细菌就成为致病菌，主要以链球菌和葡萄球菌为主。再加上它是向内凹陷，表面积的总和达到 295 平方厘米，相当于咽部面积的 7 倍，极大地增加了扁桃体内淋巴细胞与外界细菌、病毒或异物等抗原物质的接触，进而导致了炎症的发生和反复发作。

小儿扁桃体炎属于上呼吸道感染，而感染的部位一般都是腭扁桃体。因为宝宝自身免疫系统没有发育好，当有病原体侵入时，咽喉部的扁桃体组织就成了宝宝重要的免疫防线。如果宝宝免疫力低下，细菌就会在此大量繁殖，从而引发炎症。

根据发病的急缓，扁桃体炎分为急性扁桃体炎和慢性扁桃体炎。慢性扁桃体炎常常由急性扁桃体炎转变过来，也可以由于宝宝患有麻疹、流感、猩红热、白喉等急性传染病而发病。两种类型的主要表现为：

1. 急性期

全身表现　发病较急，宝宝出现怕冷、高热、头痛、食欲不振、周身不适等表现，宝宝有时会因高热而出现抽搐、昏睡、呕吐、无力等。

局部症状　宝宝咽痛严重，吞咽东西时会加重疼痛，有些宝宝的疼痛感可放射到耳部，容易哭闹不止。如果宝宝扁桃体肥大，还会影响到呼吸和睡眠。

2. 慢性期

全身表现　扁桃体发炎后，扁桃体上的脓栓、细菌就有机会随着吞咽进入宝宝的消化道，引起消化不良，也会出现急性期的一些表现如四肢乏力、容易疲劳、头痛等。

反复发作咽痛　宝宝感冒、劳累或睡眠欠佳后，咽痛就会出现，并伴有咽部堵塞等不适感，有时会出现恶心、呕吐等表现。

口臭　宝宝会因为残留于扁桃体内的脓栓、细菌的繁殖生长而产生口臭。

检查项目

扁桃体炎或扁桃体脓肿的诊断相对比较容易，宝宝张口，医生用压舌板压舌，或者宝宝张嘴哭闹时，即可看清扁桃体肿大的程度，表面是否有脓点。但为了明确诊断，有针对性地用药，还需要做血常规及 C- 反应蛋白检测，细菌性扁桃体炎患儿常伴有外周血白细胞计数增高，中性粒细胞百分比增高和 C- 反应蛋白增高。如果怀疑患儿有并发症出现，如咽旁脓肿、咽后脓肿、扁桃体周围脓肿时，可以根据病情，选择性地进行 CT 检查或超声检查。考虑有肾脏并发症时，如 A 群 β 溶血性链球菌导致的肾小球肾炎，应进行尿和肾功能等相关检查。

急性扁桃体炎的治疗方法

一般治疗 卧床休息、清淡饮食、多饮水、加强营养及保持排便通畅，咽痛剧烈或高热时，可口服退热药及镇痛药。

抗菌药物的使用 病毒性急性扁桃体炎常为自限性，无须使用抗菌药物治疗，可以考虑使用中药等治疗。对于细菌感染的急性扁桃体炎患儿，可以应用抗菌药物治疗，抗菌治疗应以清除病灶致病菌为目的，疗程至少10天，根据病情轻重，决定给药途径。考虑为肺炎支原体感染者，可以使用阿奇霉素等大环内酯类抗菌药物治疗，阿奇霉素剂量为每日1次给药，连续使用3天为1个疗程，也有使用5天为1个疗程的用法。

局部治疗 包括含漱液及局部含片等，也有一定疗效。较大儿童可以使用复方氯己定含漱液、复方硼砂溶液等进行漱口。局部喷剂也可使用。

中医中药 可以考虑使用具有疏风清热、消肿解毒作用的中医中药治疗。

扁桃体切除术

黑格尔说过"存在即合理"的理论，虽然这句话不是绝对的，但对于我们身体进化来说，从700万年前的猿类开始到现在，扁桃体的存在一定有它的重要意义，所以对待扁桃体摘除术不能像剪头发那样随心所欲。扁桃体切除的条件：首先，要符合在急性期扁桃体炎2周后；其次，符合以下条件时考虑扁桃体手术切除治疗：

——在之前的1年内扁桃体炎发作7次或更多次；

——在之前的2年内每年扁桃体炎发作5次或更多次；

——在之前的3年内每年扁桃体炎发作3次或更多次。

其他指征：

——扁桃体炎曾引起咽旁间隙感染或扁桃体周围脓肿；

——扁桃体过度肥大，妨碍吞咽、呼吸、发声，或引起阻塞型睡眠呼吸暂停低通气综合征；

——不明原因的低热及其他扁桃体源性疾病（成为引起其他脏器病变的病灶），如伴有慢性扁桃体炎的急性肾炎、风湿性关节炎等；

——其他扁桃体疾病，如扁桃体角化症及良性肿瘤等。

社会上有一种声音，说扁桃体切除后，人的抵抗力就下降了。在此说明一下，经过临床常年的追踪观察，儿童扁桃体切除不会损害免疫功能。如果符合上面的手术条件，建议该切除就切除。

打个比方，扁桃体就像是人体的第一道城防兼瞭望塔，由于多年的战争（发炎、消炎），这一道城墙早已破败不堪，哪怕敌军（致病菌）来一个小分队也能轻易攻破。而且，在各种战争中，敌军的残余势力看城里还算安逸舒服，便偷偷地安营扎寨，娶妻生子（病菌繁殖）。有时趁着警戒不严，这些逐渐壮大的潜伏敌军要么往城中的水源投毒，造成一些良民生病或无辜牺牲；要么到邻近的城区（鼻、咽、支气管等），引起城外区域的混乱（鼻炎、咽炎、支气管炎等）；要么坐上城际列车（血管）到达盟国（肾脏、心脏），造成更大的战事（肾炎、心肌炎）。它们的存在让城里、城外，甚至盟国都难以安宁。而援军闻风赶来，战火燃起，又是一次浩劫……至此，这个由内而外都已破败的城墙，不仅成了敌军来去自由的一道摆设，还成了敌军随时会伺机而动的"狼窝"。如果想一直修复，也行，就是成本实在太高。思来想去，权衡利弊之后，劝大家还是不要惦念它那一点微弱的防御功能，早一点拆除，顺手还能毁掉一个"狼窝"，少了隐患。

对于扁桃体手术切除，大家不必过于担心，它是耳鼻咽喉科医生经常做的小手术。

咽炎，不可思议的病因太多

生活中，最担心宝宝什么问题呢？担心他不够聪明？担心他不够强壮？担心他生病？担心他……如果算频次的话，我想家长担心最多的问题是宝宝不吃饭。因为不吃饭会导致营养跟不上，发育也会跟不上。如果宝宝不吃饭，不是因为挑食而是因为某种疾病，是不是更揪心？

导致宝宝不能正常吃饭的疾病，也是幼儿期多见的疾病——咽炎，这个疾病最重要的病原是病毒和细菌，是秋冬和冬春之交时常见的疾病。

急性咽炎

急性咽炎主要表现为发热和咽痛，有些患儿可能有高热，也常常伴有流涕、咳嗽、头痛、呕吐及腹泻等症状。有些患儿还会伴有颈部淋巴结的肿大，表面有温热感。

病毒引起的急性咽炎常见的是腺病毒和柯萨奇病毒。腺病毒引起的咽炎特征是同时有结膜炎和发热；柯萨奇病毒引起的咽炎特征是在咽后部产生小水疱、溃疡，伴有高热、厌食，亦称疱疹性咽峡炎。

病毒性咽炎一般有自限性，5～7天可以痊愈，但它也会引起中耳炎、鼻窦炎及下呼吸道的急性炎症，急性化脓性咽炎可能并发急性肾炎、风湿热及脓毒血症等。因此，发现宝宝有咽部不适，影响食欲，要及时去医院检查并治疗，不要错过最佳的治疗时机。

对于细菌性咽炎，抗生素治疗往往有很好的效果，但是对于病毒性咽炎往往是以对症治疗为主，因为目前没有针对这些病毒的特异性治疗药物，临床主要用清热解毒利咽的中成药。在病毒感染的后期，有些患儿可能合并细菌感染，那就需要用抗生素治疗了。

在急性咽炎的非高发季节，家长要提前给宝宝做好预防，除了增强体质，预防感冒，还要避免粉尘或刺激性气体的接触。对于已确诊的急性咽炎要积极治疗，防止转为慢性或者产生严重的并发症。饮食上，要以清淡为主，最好吃大米粥。

慢性咽炎

如果急性咽炎治疗不彻底而反复发作，就会转化成慢性咽炎，或者是由其他疾病演变而来，或者是邻近器官的感染导致，如鼻窦炎、扁桃体炎等。此外，一些全身性因素，如贫血、消化不良、下呼吸道感染、维生素缺乏也会影响慢性咽炎的发生及发展，胃食管反流和咽喉反流也是重要的致病因素，难治性咽炎也常与此有关。对于咽炎的病因我们分析如下：

鼻炎 鼻腔有将空气加温及湿润的功能，当患有鼻炎时，如果长期鼻塞被迫张口呼吸，就丧失了这个生理功能，造成干冷空气直达咽部而产生慢性咽炎。

局部炎性刺激 慢性鼻炎、鼻窦炎等长期鼻涕倒流刺激咽部，由于脓性分泌物会破坏咽喉表面细胞的纤毛活动，易于滋生细菌，导致炎症的发生。反复急性咽炎或反复患感冒或扁桃体发炎可造成咽部黏膜慢性炎症，出现咽部有痰或咽异物感。

胃食管反流及咽喉反流 胃食管反流及咽喉反流烧灼咽喉，常见于喜欢在睡前大吃大喝后倒头便睡的宝宝，酸性胃液或气体会逆流而上，烧灼食管及咽喉，长期刺激后，患儿常会于睡醒后有咽喉灼热、干痛的表现。

饮食及卫生、生活习惯 刺激性饮食及不当口腔卫生，如嗜食辛辣及刺激性食物，平时不注意刷牙，口腔或牙缝残留食物等造成细菌大量繁殖，造成扁桃体反复感染、发炎。平时讲话过多，大声叫喊，不注意补充水分，扁桃体就如一台长期工作但得不到润滑油保养的发动机，逐渐出现老旧现象和故障——慢性炎症。

精神因素 学习压力、情绪紧张会造成身体免疫力低，对通过呼吸道的病毒、细菌抵抗力减弱，促进慢性咽炎的发生。

环境因素 长期处于不良的环境，如高温、灰尘多，或者在有刺激性气体的环境中，这些灰尘或刺激性的物质通过鼻腔融入鼻涕中，然后流向咽喉部，咽喉部反复受含有这些物质的鼻涕刺激，也较易得慢性咽炎。

过敏因素 有过敏体质的患儿，可能因为长期接触过敏原而出现咽炎。

慢性咽炎多数情况下不会有发热等全身性的症状，其表现差异比较大，年龄大一点的慢性咽炎宝宝会诉有咽痒不适、咽异物感、咽干燥感、偶尔咽痛、吃饭感觉堵得慌等。而年龄较小的慢性咽炎宝宝则会表现为常清嗓子，感觉咽喉有痰，晨起偶尔有一两声咳嗽，或是容易恶心、呕吐，不喜欢吃硬一些的食物。

慢性咽炎的病因很多，这就让治疗变得不那么简单，只有"瞄准"病因，如治疗鼻炎、鼻窦炎、扁桃体炎、下呼吸道慢性炎症、胃食管反流、咽喉反流等，才能有效消除慢性咽炎的发病根源，彻底治疗慢性咽炎。如为慢性扁桃体炎或鼻窦炎导致者，可行扁桃体切除术、鼻窦穿刺冲洗术。术后要注意口腔清洁，可使用漱口液漱口，同时忌辛辣刺激食物。

如果病因不明，那就对症治疗，如雾化吸入或使用口含片以缓解症状。

为了预防宝宝由于慢性咽炎而带来的不适，家长最好能做到以下几点：

1. 让宝宝加强体育锻炼，增强免疫力。

2. 及时治疗急性咽炎，防止转为慢性咽炎。

3. 积极治疗腺样体炎、鼻窦炎等周围感染性疾病。

4. 避免反复急性上呼吸道感染。

5. 避免接触粉尘和有害的化学气体。

有吸烟习惯的家长，一定要戒烟。宝宝咽喉发育还不完善，如果经常吸二手烟也会让他们在小小年龄就呈现出"老态"——咳嗽、咳痰，无论在日常生活还是在学校都会给孩子带来一些不良的反馈，所以为了孩子的未来，建议全家戒烟，或在孩子生活的环境中不要吸烟。

小儿急性喉炎，不要等到声音嘶哑

孩子晚上"吭吭吭"地咳嗽，并伴有发热，吃感冒药不好，怎么办？你会不会怀疑孩子得了小儿急性喉炎呢？

据我了解，大家通常不会联想到"喉炎"，而且这方面的医学科普也不是很多，但小儿喉部的疾病通常都非常紧急、严重，甚至有窒息的危险，所以我们有必要花一些时间了解一下急性喉炎是什么疾病。

小儿急性喉炎的声音特点

喉是小儿上呼吸道最狭窄的部位，喉腔比成人狭窄得多，声带处最窄部位的横断面为 14～15 毫米，而且小儿的软骨比较软弱，组织比较疏松。一旦病毒感染或在病毒感染的基础上继发细菌感染，则可以发生喉部黏膜急性弥漫性炎症，即小儿急性喉炎。小儿急性喉炎是呼吸系统急症之一，这是因为 2 岁左右小儿的喉黏膜肿胀 1 毫米，呼吸面积就只有正常面积的 1/3，容易造成小儿呼吸困难。且吸气时声带位置的改变，使通气面积变得更狭小，所以小儿急性喉炎的典型表现是吸气性呼吸困难和吸气时发出特殊声音。

对于小儿急性喉炎的致病原因，简单梳理如下：

1. 小儿急性喉炎常继发于上呼吸道感染（急性鼻炎、咽炎），也可继发于某些急性传染病（流感、麻疹等）。早期一般表现为喉痉挛，以夜间咳嗽为主要表现，其他典型表现，如声音嘶哑、吞咽困难都是疾病发展到一定程度才会表现出来的。

2. 小儿急性喉炎很可能是由其他疾病发展而来的。也就是说，孩子最开始患的是扁桃体炎、鼻炎或其他上呼吸道感染，由于感染侵犯邻近器官才让喉部发炎。

小儿急性喉炎的典型表现：

声音嘶哑 说话或咳嗽时声音嘶哑是因为炎症累及声带，声带黏膜充血、水肿，轻者哭闹或说话时声调变低、变粗，重者则发声费力，仅能耳语或完全失声。

犬吠样咳嗽 咳嗽的声音如犬吠，或者发出"吭吭吭""空空空"的声音。这是因为炎症累及声门下黏膜，造成黏膜水肿。

喉鸣 喉鸣大多只在吸气时出现，呼气时不明显，称为"吸气性喉鸣"，这是因为喉炎引起喉部严重充血水肿进而导致气道梗阻。

急性喉炎是6个月到3岁孩子较高发的一种疾病。此阶段的婴幼儿由于发育的问题，对感染的抵抗力弱，易感染此病。一旦确诊为小儿急性喉炎，如果不及时治疗，炎症不能消除，孩子喉部持续水肿，随时有窒息的危险。这是因为这个年龄段的小儿喉腔狭小，喉骨柔软，喉黏膜与黏膜下层附着不紧密，喉黏膜下的淋巴组织和腺体组织丰富，一旦有感染，很容易造成喉部感染、水肿，导致喉腔更小。轻者表现有喉部不适、干燥、异物感，以及喉部和气管疼痛，但不妨碍吞咽。重者则表现为呼吸和吞咽困难，不能进食，缺氧，甚至威胁生命。

小儿患有小儿喉炎，最担心的是发生喉梗阻，喉梗阻的表现因级别不同也有所不同，还请家长们别疏忽大意了。

喉梗阻的分度及表现

Ⅰ度　安静时无异常表现，仅在活动后有喉鸣、吸气性呼吸困难，心率正常。

Ⅱ度　安静时喉鸣，吸气性呼吸困难，心音无改变。

Ⅲ度　除有Ⅱ度的症状外，还有缺氧症表现，如烦躁、面色及口唇发绀、惊恐、出汗、呼吸音减低、心率快（140～160次/分），血气分析有低氧血症、二氧化碳潴留。

Ⅳ度　表现为呼吸衰竭、昏睡、面色苍白或发灰、呼吸音几乎消失、心音低钝、心律不齐、血气分析有低氧血症和二氧化碳潴留。

孩子如果有Ⅱ度以上的喉梗阻就要马上去医院，紧急治疗。如果治疗后喉梗阻仍然在Ⅲ度以上，可能需要气管插管或气管切开。

治疗需要又快又准

治疗小儿急性喉炎的关键是消除咽喉部的水肿，通常医院会先查血常规和C-反应蛋白，判断是病毒还是细菌引起的感染。根据检查结果使用抗生素或抗病毒药物的雾化吸入法，通常使用药物雾化3～5天。这样的给药方式避免了喂药困难，便于药物的快速吸收，消除咽喉部的水肿。如果喉梗阻严重，医生会静脉或肌内注射激素来迅速消除咽喉部的水肿，解除喉梗阻，畅通呼吸道。

治疗期间，避免给孩子吃辛辣的食物，以吃流食、清淡的食物为主。

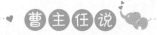

　　小儿急性喉炎通常不会复发，但如果孩子体质比较弱，日后还会有复发的可能。建议家长在日常生活中，多带孩子到户外活动，增加日晒，提高抗病能力。如有感冒或扁桃体发炎等其他上呼吸道感染时，要及早、彻底治疗。

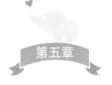

第五章

支气管问题

打造健康内壁，呼吸才畅快

2 岁以内小儿，尤其是 6 个月内的婴儿最常发生的支气管疾病是毛细支气管炎。对于大部分轻度患儿，我们不推荐使用药物治疗，因为用药或是不用药，一般不影响孩子的病情程度及病程时间，在家护理即可。

气道异物梗阻，不发生才是最好的结果

尽管大部分食品、玩具包装上印着"注意：幼儿、老人不要大口吞食，以防噎喉""婴儿勿食"等文字，但是很多家长还是心存侥幸，觉得气管异物不会那么容易就发生在自己孩子身上。事实远非如此。

在我国，气管、支气管异物占 0～14 岁儿童意外伤害的 7.9%～18.1%，约 80% 的患儿好发年龄在 1～3 岁，1 岁以内的意外死亡病例中，40% 是由于呼吸道异物所致。1～3 岁的儿童是气管异物的高发年龄，因为这个年龄段的孩子能够自由地活动，好奇心强，当拿到一些比较小的东西时，喜欢把东西放在嘴里"品尝"一下。这些小东西包含较小的纽扣、果冻、笔帽、耳钉、花生、瓜子等，有时也会是手链、项链等稍大的东西，这些物品被孩子误吸到气管里边，可导致气管堵塞，影响肺通气。

为什么吃东西还能掉进气管里呢？借鉴"第一响应急救"的文章与大家交流一下有关气管异物的知识。

先看一下正常的生理结构，在我们的颈部有两个管道：一个是食管，另一个是气管。这两个管道，一前一后并行，气管在前面，食管在后面。我们呼吸的气体和吃进去的东西，能各行其道，互不干扰（图 5-1）。

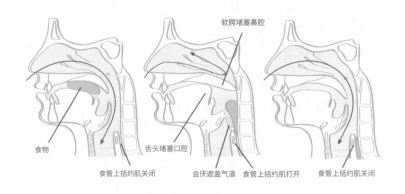

软腭堵塞鼻腔

食物　　　　　舌头堵塞口腔

食管上括约肌关闭　　会厌遮盖气道　食管上括约肌打开　　食管上括约肌关闭

图 5-1　吞咽过程

舌根的后方有个会动的"阀"——会厌，会厌是由软骨组成的，其表面是一层粉红色的疏松黏膜，黏膜下有血管和神经，这些神经与中枢神经相连接，听从大脑的指挥。食物经过咀嚼，然后进行吞咽，这两个动作会让大脑进行交通调度——这些食物要进入食管。此时会厌得到指令就会自动关闭，遮盖住气管的开口，也就是咽喉这个部位，阻止食物进入气管，接着再进入肺部。这样，食物就可以自动进入食管，再进入胃。

这一系列的动作都是在神经中枢的指挥下自动完成的，我们无法人为控制。也就是说，你想用意念告诉自己吞咽的这口米饭进入气管，那肯定没用，这个动作根本不听你的指挥。那为什么还会出现气管异物呢？简单理解就是大脑自己"走神儿"了，没指挥好，动作没连贯好，会厌没及时关闭，食物不小心就进入气管了。就像你一边喝水，一边想事情，不小心呛着了。对于小宝宝来说，从液体食物到固体食物需要一个适应过程，吞咽这个简单动作需要反复训练才会协调、熟练。所以，他们放入口中的东西很容易被误吸入气管，造成气道梗阻。

根据气道梗阻等情况，分为不完全性梗阻和完全性梗阻。

1. 不完全性气道异物梗阻

是指误入气道的东西没有把气道完全堵塞，还有一点空隙用来呼吸，患儿可以有咳嗽、喘气或咳嗽无力等表现，呼吸困难和张口吸气时，可以听到异物冲击性的高啼声。面色表现为青紫，皮肤、甲床和口腔黏膜可有发绀表现，这些表现都代表着患儿出现了缺氧。如果孩子不停地咳嗽，不要制止，因为咳嗽是解除堵塞最有效的办法。

2.完全性气道异物梗阻

是指误入气道的东西把气道完全堵塞，没有空隙用来呼吸，此时患者就会出现面色灰暗、发绀，根本不能说话、不能咳嗽，甚至不能呼吸等情况，直至其昏迷、窒息，呼吸停止。

无论是不完全性气道梗阻还是完全性气道梗阻，都要在最短的时间内采取急救措施，最常用的是"海姆立克急救法"，具体方法如图5-2所示。

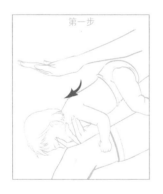 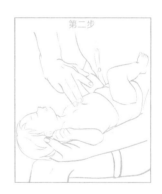

图 5-2　海姆立克急救法

海姆立克急救法的操作动作如下：

1. 用"三明治"手法将宝宝从床上抱起来，"三明治"手法即：大人的一只手抓住宝宝的颧骨，另一只手抓住宝宝的枕骨，两前臂夹住孩子的躯干。然后把宝宝脸朝下，把大人置于宝宝身前的手臂放在大腿上，使婴儿的头部低于胸部。

2. 用另一只手的掌根，在婴儿的肩胛骨之间进行5次稳定而明显的拍击，以促使宝宝将堵塞在其气道中的物体排出。切记，此时一定要用手牢牢地托稳宝宝的下巴，保持宝宝头部和颈部的支撑（因为婴儿的颈部非常脆弱）。

3. 如果物体没有排出，请把宝宝翻转过来，面朝上，使其整个背部（脊柱）稳固地放在你的前臂上，同时用手托紧他的后脑勺，并保证宝宝的头部低于身体其他部位。

4. 抢救者用中指和食指放在胸骨的正中央，差不多是患儿两乳头之间的连线稍下方，进行冲击式按压，按压后让胸廓回到正常位置，重复按压5次。每次按压力度和速度均匀，不能忽快忽慢、忽强忽弱。

5. 轮换进行5次背部拍击和5次胸部按压，直至异物排出，或者宝宝开始咳嗽、啼哭、呼吸。如果宝宝开始咳嗽，尝试让他将异物咳出。

需要注意的是，除非你看到了宝宝口中的气管堵塞物，否则不要将手指伸到宝宝嘴中，试图将异物抠出来，因为这样做很可能又将异物推向喉咙处。而且家长要严格按照以上所述的正确急救动作进行，因为不正规的方法容易起到负面作用，甚至影响到孩子的性命。

如果通过海姆立克急救法无法让异物排出怎么办？

先说一个真实的案例。曾经有一个不到2岁的小孩因为气管异物导致呼吸困难，抱到医院紧急拍了X线片，发现孩子吞下的不是常见的花生、黄豆，而是她妈妈衣服上的一根可能超过5厘米长的金属毛衣链，每一片坠饰都像一把尖刀卡在仅有4毫米的气管里。这样的"奇葩"异物依靠海姆立克急救法是无法自行排出的，只能依靠手术。而手术可以分为三个阶段，每一个阶段都是建立在前面的手术无法取出异物的情况下才能实施。这三种手术分别是：气管镜、气管切开和开胸。气管镜的创伤最小，开胸的创伤最大，医生希望只用气管镜就把异物取出来，而不希望走到开胸那一步。

气管异物导致的后果很凶险，但完全可防可控，下面说一下如何避免孩子发生气管异物：

1. 不要把小玩具和果壳类的小零食等放在孩子随手可以拿到的地方（图5-3）。因为 1 ～ 3 岁的孩子牙齿和喉头的保护性反射都尚未发育完全，坚果类食品通常都比较硬，尤其是瓜子，如果瓜子皮被嚼碎误食还会划伤呼吸道。

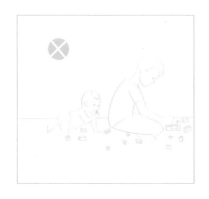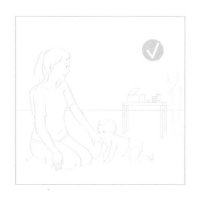

图 5-3 预防气管异物的生活细节

2. 断乳的宝宝，无论进食何种食物，确保他们坐着进食。

3. 鼓励孩子慢慢进食并充分咀嚼，不要狼吞虎咽。

4. 亲人身上的小饰品，孩子会觉得很好奇、好玩，从而增加吞食的可能，建议家长看孩子时，不要佩戴饰品。

5. 不要把小的、能够吸到气道里的玩具拿给孩子玩，更不要让孩子养成嘴里含着小物件的习惯，以免孩子把异物吸入呼吸道。

6. 孩子玩耍、哭闹时不要进食。不要让孩子一边玩一边吃饭，吃东西时要注意力集中，以免孩子被呛到。有些孩子一边说话一边吃东西，会将食物误吞入呼吸道，此时也很容易造成气管堵塞。

7. 孩子吃东西时，不要惊吓、逗乐、责骂孩子，以免孩子大哭大笑而让食物误吸入气管。

8. 避免让家中大一点的孩子给自己的弟弟妹妹喂食，以免喂食不当而引发气管异物。

除了以上这些生活小细节，最重要的是家长的视线不要离开宝宝，密切关注他们的一举一动，尤其在他们进食时。因为一旦发生呼吸道梗阻意外，他们很可能来不及发出呼救的声音。

支气管扩张，让人带病生存

支气管作为呼吸系统的一部分，承担着气体运输的功能，也就是鼻或口吸入空气后，通过气管、支气管以及其他分支进入肺，氧气到肺泡后与二氧化碳进行气体交换，血管中的二氧化碳透过血管壁进入肺泡，肺泡中的氧气进入血管。二氧化碳进入肺泡后，随着肺泡的收缩向上运动进入支气管，再随着支气管平滑肌的收缩继续向上进入气管，最后通过鼻、口呼出体外。

在这个呼吸的过程中，还有一点需要科普一下，就是每次呼吸都不是百分之百的大换气，而是呼出过程中会有一定比例的气体残留在肺泡中，我们叫它残气量，具有稳定肺泡气体分压的作用。通俗讲，就像一个气球，如果把气全放出去，球体就会蜷缩成一团，如果有一点炎症就会相互粘连，那还怎么吸入氧气呢？

前文讲了很多，目的都是为支气管扩张做铺垫。下面就具体讲一下支气管扩张的形成和危害。

支气管扩张主要发生在三四级以下的外周支气管，主要是由支气管反复感染、分泌物阻塞，或者先天性发育缺陷等因素造成的。这些因素中，感染最为多见。无论是感染，还是分泌物堵塞，都会造成支气管平滑肌的损伤。机体在自我修复的过程中，会由纤维组织来修补支气管壁，也就是用纤维组织替代曾经的平滑肌。这样替代的结果是造成支气管弹力下降，在气体输送过程中，支气管收缩不再那么自如，就像手臂打了石膏，只能保持一个姿势，即形成支气管扩张。正常支气管与支气管扩张的对比如图5-4所示。

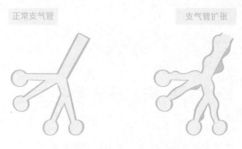

正常支气管　　　　　　支气管扩张

分为柱状和囊状扩张，常合并存在

图 5-4　正常支气管与支气管扩张的对比

支气管扩张的危害

前面提到了"残气量"，支气管扩张的后果就是大量气体不能排出体外，造成残气量增加。一方面，大量的细菌繁殖，造成感染，炎症刺激肺组织，即引起咳嗽；另一方面，细菌繁殖过程中体内的免疫系统启动，白细胞会与细菌战斗，则形成由白细胞和细菌尸体加上炎性分泌物组成的痰液，患儿表现为咳痰。如果咳嗽时间久了，肺泡压力大，造成肺泡周围血管破裂，咳出来的痰液中还会有血。

支气管扩张的危害说到此并未结束，因为症状还不是最大的危害，最大的危害是：不可恢复。也就是说，一旦患上支气管扩张，支气管几乎不会恢复到曾经的收缩自如的状态，那就意味着，感染会越来越严重，咯血也会越来越严重。并发症也会相继出现，如肺炎、肺脓肿、脓胸、肺源性心脏病等。

支气管扩张的常规治疗

为了不让支气管扩张给身体造成太多的影响，临床多以预防感染为主，方法如下：

1. 排痰

如果支气管正常，通过咳嗽反射就能将痰液排出体外，但支气管扩张的患儿，痰液无法被输送出去，只能通过体位引流、雾化、支气管镜清洗。

体位引流 根据患儿肺部痰液聚集的部位，让患儿取合适的体位，家长辅助叩背将肺部的痰液引流出来。比如，肺尖周围有痰液，但引流的支气管在其下方，所以体位宜选择头高脚低位（图 5-5）。肺底部需要引流，但引流的支气管在其上部，则患儿应取倾斜位，使头低脚高位（图 5-6）。在患儿做好正确引流体位的同时，家长叩击胸壁或背部痰液聚集处，让胸廓产生震动，黏附在微小气道上的痰液或痰栓松动，再通过咳嗽动作排入支气管、气管，最终引出体外。

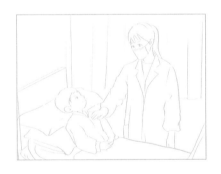 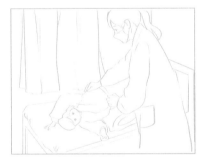

图 5-5　头高脚低位　　　　　图 5-6　头低脚高位

雾化吸入 雾化吸入化痰药物后可以湿润呼吸道、稀释黏稠的痰液，家长辅助给患儿拍背排痰。

纤维支气管镜清洗 纤维支气管镜可以作为诊断支气管扩张的一种重要手段，也可以在内科治疗时，作为重要的辅助手段。进行支气管局部冲洗和注药治疗，可迅速地清除局部大量脓性分泌物，有效控制感染。

2. 抗感染

使用抗生素和一些增强免疫力药物进行抗感染治疗，控制病情。

3. 丙种球蛋白

不是所有支气管扩张的患儿都需要使用丙种球蛋白，如果有抗体缺陷的患儿可以使用。

4. 手术治疗

非手术治疗 2 年以上仍然无法控制感染，且患儿出现生长发育迟缓，或因反复感染而影响生活时，可以选择手术切除病变的肺叶。

医患双方都要重视监测

患上支气管扩张，虽然不会致命，但人生相当于"带病生存"，生活中难以摆脱发热、咳嗽、吃药、引流排痰等麻烦。建议宝宝患有感染时积极、彻底地治疗，避免支气管异物。当出现下面情况时，需高度怀疑支气管扩张，早日治疗，避免病情加重。

1. 慢性咳嗽、咳痰，尤其在两次病毒性感冒期间，或痰细菌培养阳性。

2. 常规治疗无效的哮喘。

3. 慢性呼吸系统疾病症状，且有 1 次痰培养发现金黄色葡萄球菌、流感嗜血杆菌、铜绿假单胞菌、非结核分枝杆菌。

4. 有重症肺炎病史，尤其是症状、肺部体征或影像学改变不能完全缓解。

5. 出现百日咳样症状，治疗 6 周无效。

6. 反复患有肺炎。

7. 肺部体征或肺部阴影异常，原因不明且持续存在。

8. 慢性局限性支气管阻塞。

9. 食管 / 上呼吸道结构或功能异常的患儿出现呼吸系统症状。

10. 出现不明原因的咯血。

11. 反复出现呼吸道疾病症状，同时合并任何囊性纤维变性、原发性纤毛运动障碍或免疫缺陷病相关症状。

患上支气管扩张就意味着要打一个持久战，所以，日常病情监测必不可少。建议患儿：

1. 至少每年进行 1 次肺功能测定。

2. 记录急性加重次数和抗生素的应用情况。

3. 评估每日的咳痰量和痰液性质。

4. 定期痰培养。

5. 记录日常症状，如咳嗽、咳痰、一般情况、活动耐力等。

6. 严格遵医嘱进行治疗。

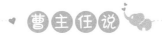

曹主任说

    随着家长健康意识、医院诊疗水平的提高，支气管扩张的发病率已明显下降，需要注意支气管扩张绝不是最终诊断，导致支气管扩张的原因很多，有先天因素，也有后天问题。所以，还是要提醒家长们，孩子长时间发热、咳嗽要尽早就诊。如果已经诊断为支气管扩张，要努力查找病因，针对病因治疗，才能达到较好的治疗效果。

变应性支气管肺曲霉病危害大

患者小涵（化名）从出生后就容易生病，在 1 岁、9 岁、10 岁时都曾得过肺炎，但经过雾化、抗感染治疗后很快就好转了。在她 11 岁和 12 岁这两年又出现反复咳嗽、喘息，运动后咳嗽还会加重，导致了小涵越来越不爱活动，运动耐力也每况愈下，身体很瘦弱。孩子一发病，家长就带她到乡镇医院治疗，虽然吃药、输液一直不断，但没有进行过系统检查，而且小涵对花粉、螨虫、牛肉、羊肉、海鲜等都过敏。

一年冬天，小涵又生病了，出现了发热、咳嗽、喘息等，咳出的痰为黄色黏痰，在当地医院给予各种抗感染、雾化、糖皮质激素等治疗后，孩子的症状还是不见好转，当地医生建议到我们医院进一步诊治。

经过肺部 CT 检查，显示支气管管腔扩张，管壁增厚，我们考虑肺内感染伴支气管扩张；过敏原检测又发现了真菌过敏；肺功能提示肺弥散功能降低，残气量增加。纤维支气管镜的检查，发现双肺里充满了大量黄白色黏稠的分泌物，于是我们在纤维支气管镜的检查术中对支气管管腔进行了反复的冲洗。

根据临床表现及检查结果，我们诊断小涵患了支气管哮喘合并变应性支气管肺曲霉病，并给予了糖皮质激素及支气管扩张剂的雾化、抗细菌及病毒的治疗。精心治疗半个月后，好转出院。

出院后，我们继续让小涵加强雾化、勤拍背祛痰、定期检测肺功能及肺部 CT。随着病情的好转，孩子已经可以跑步、玩耍，与健康孩子无异。

解读变应性支气管肺曲霉病

变应性支气管肺曲霉病是一个临床很少见的疾病，病情重、进展快，危害性大。但它的特征性临床表现不明显，主要表现为咳嗽、咳痰、喘息，还可见低热、消瘦、乏力、胸痛等，咳棕褐色黏冻样痰栓算是特征性表现，还可伴有支气管扩张。部分患者还可有痰中带血，严重者可大量咯鲜血，若不及时治疗，少数病例可变为激素依赖性哮喘，并出现不可逆性气道阻塞及不同程度的肺纤维化。

其发病原因是由烟曲霉致敏引起的一种肺部疾病。这种曲霉菌进入呼吸道后，没有引起呼吸道的感染，而是长期定植在呼吸道，引起呼吸道过敏反应，它属于变态反应疾病。

在检查中找疑点

诊断木病的主要方法是辅助检查。

首先，血常规和肺功能是最基本的检查。如果血常规中的嗜酸粒细胞增加的话，应注意是否合并有过敏。若过敏原查出是真菌过敏或显微镜检查痰液（特别是痰栓）发现曲霉菌丝（偶尔也可见到分生孢子）的话，便更加支持了变应性支气管肺曲霉病的诊断。

其次，胸部的X线或CT也是必要的检查。如果CT可以看到肺实变、肺不张、条状阴影、分叉或直线状条带影或囊状圆形阴影的话，需要高度注意这个疾病。

控制病情可能需要长期用药

该病的治疗目标首先是要控制症状，预防急性加重，防止或减轻肺功能受损。另外，避免接触曲霉等变应原，脱离过敏环境对于控制患儿症状、减少急性发作也非常重要。

药物方面主要靠糖皮质激素，可以缓解和消除该病在急性加重期的症状，并可防止或减轻支气管扩张及肺纤维化造成的慢性肺损伤。但要注意在治疗的第1年中，要定期复查血清总 IgE。在明确真菌感染后，也需用抗真菌的药物治疗。长期用药需检测肝肾功能及药物的不良反应。

本病如能做到早期诊断并规范治疗，病情可缓解并长期控制，还是较好的。但如果治疗不规范，且肺功能持续不好的话，对孩子的生长发育都会有影响。

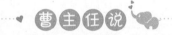

变应性支气管肺曲霉病患儿常有支气管哮喘或其他过敏性疾病。其致病曲霉以烟曲霉最常见，也有赭曲霉、稻曲霉、土曲霉致病的病例。

毛细支气管炎患儿，要"气、水"充足

　　小儿呼吸系统的解剖和生理方面均与成人不同，比如，婴幼儿的气管、支气管较短，上呼吸道感染时比成人更容易受牵连；右侧支气管较直，气管插管或支气管异物都会滑落到右侧；发生感染时，更容易因分泌物、水肿和呼吸肌收缩而发生梗阻，从而出现咳嗽、喘憋，类似于"呼哧呼哧"或者"呼噜呼噜"的喘气，或者像拉风箱一样的声音；小儿气管壁较薄，管壁平滑肌不发达，气管收缩和舒张功能低下；细支气管无软骨，容易受压而导致通气障碍，尤其在伴有支气管痉挛、黏膜肿胀及分泌物堵塞等因素时更加明显。

　　整个呼吸系统通路中，从气管到肺泡，它们的级别、数量不同（表5-1）。

表 5-1　呼吸系统通路的级别与数量

名称	级别	数量
气管	0	1
主支气管	1	2
叶支气管	2	4～8
段支气管	3～4	16
小支气管	5～11	32～2 000

名称	级别	数量
细支气管与终末细支气管	12～16	4 000～65 000
呼吸性细支气管	17～19	$0.13 \times 10^6 \sim 0.5 \times 10^6$
肺泡小管	20～22	$1 \times 10^6 \sim 4 \times 10^6$
肺泡囊与肺泡	23～25	$7 \times 10^6 \sim 8 \times 10^6$

越细小的支气管发炎，病情越复杂

从表5-1的数据中不难看出，支气管就像树枝一样，有很多分支，而且分支会越来越细（图5-7）。

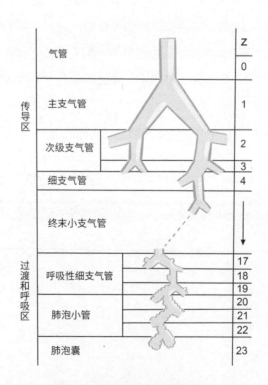

图 5-7　呼吸系统的各级分支

126

小儿支气管炎是指炎症累及较粗的支气管，各种致病原，如病毒、细菌、支原体或真菌等，或是多种致病原混合感染引起支气管黏膜感染，患儿大多表现为先有发热、鼻塞、流涕、打喷嚏等上呼吸道感染的症状，之后以咳嗽为主要症状，小儿刚开始为干咳，之后嗓子中会有痰。

在支气管炎中，2岁以内小儿，尤其是6个月内的婴儿最常发生的是毛细支气管炎，小儿毛细支气管炎的病变主要发生在肺部的细小支气管，也就是管径在75～300微米范围的毛细支气管，所以在临床上称为"毛细支气管炎"，这是婴幼儿时期特有的一种疾病。因为病变的部位非常靠近肺泡，有些患儿病情比较危重，所以也有人把它算作肺炎的一种。由于管道细小，当有管壁上皮细胞坏死、黏膜下水肿、管壁平滑肌痉挛时，细胞碎片及纤维素会全部或部分堵塞管道，引起肺气肿或肺不张，患儿出现喘憋。但发病早期，患儿的症状很像感冒，如鼻塞、打喷嚏、发热等，逐渐才会出现喘息，甚至呼吸困难，多在夜间发作，剧烈活动、哭闹和吃奶后喘鸣加重。

毛细支气管炎是呼吸道合胞病毒、副流感病毒（3型多见）、腺病毒、流感病毒等感染所致，少数患者由肺炎支原体引起。其中呼吸道合胞病毒是最常见的病原，如果病毒检测出呼吸道合胞病毒阳性，多数情况下不用再查血常规即可诊断为毛细支气管炎。

呼吸道合胞病毒

呼吸道合胞病毒简称合胞病毒，属副黏病毒科，是引起小儿病毒性肺炎最常见的病原，可引起间质性肺炎及毛细支气管炎。

呼吸道合胞病毒感染的潜伏期为2～8天（多为4～6天）。初期可表现为咳嗽、鼻塞、流涕，约2/3病例有发热，大多为低、中度热，发热一般不是持续性的，较易由退热药退热。轻症病例呼吸困难、精神症状不明显；中、重症有较明显的呼吸困难、喘憋、口唇青紫、鼻翼扇动及三凹征（吸气时胸骨上窝、锁骨上窝、肋间隙出现明显凹陷），少数重症病例可并发充血性心力衰竭。胸部 X 线多数有小点片状阴影，大片状者极为罕见，部分患儿有不同程度的肺气肿。血常规白细胞多数在 $10 \times 10^9/L$ 以下，中性粒细胞多在 70% 以下。本病大多为轻症，6 ～ 10 日可临床恢复，胸部 X 线阴影多在 2 ～ 3 周消失。如隔离措施不力，易有继发感染，可再度发热。

毛细支气管炎的治疗

毛细支气管炎的基本处理原则为监测病情变化、供氧及保持体液稳定，儿科医生常简称为"气、水"。

轻度患儿

对于大部分轻度毛细支气管炎患儿，我们不推荐使用药物治疗，因为用药或是不用药，一般不影响孩子的病情程度及病程时间，在家护理即可，护理方法如下：

保证"气、水"充足　随时保证经皮动脉血氧饱和度正常和足量的水摄入。经皮动脉血氧饱和度的测量，家长可以购买指夹式脉搏血氧仪，将"血氧仪"夹在宝宝手指上，几秒钟之后即可显示脉搏和经皮动脉血氧饱和度值。这样可以查看宝宝是否缺氧。水分的足量摄入可以增加尿量，辅助炎症的消退。

清理鼻塞　鼻分泌物倒流或鼻咽部肿胀会使孩子咳嗽增多、呼吸不畅，加重病情。家长可以用生理盐水（或生理性海盐水）喷鼻或滴鼻，用吸鼻器清理鼻涕。清理鼻腔本身也是在清理病毒。

气道通畅　如果清理鼻涕后依然有鼻塞、咳嗽，建议让宝宝处于头高脚低位。一种方法是家长竖着抱宝宝，缺点是总抱着宝宝，家长会累；还有一种方法是让宝宝枕大人的大枕头，这样孩子的半个身子都会在枕头上，身体处于半卧位或坐位。无论哪一种方法，头高脚低位都会使气道畅通，宝宝会舒服很多。

使用加湿器　室内温度 18～20℃，湿度为 40%～60% 为宜，有利于呼吸道疾病的康复。

中度、重度患儿

中度、重度的患儿，或者同时有特殊情况的，如患有支气管肺发育不良、先天性心脏病、未满 3 个月的小婴儿、早产儿，特别是 32 周以内的早产儿、伴随神经肌肉疾病、免疫缺陷等的宝宝则需要住院治疗。一般治疗如下：

氧疗　用不同方式吸氧，如鼻前庭导管给氧、面罩或经鼻高流量吸氧等。

雾化吸入　雾化与给氧同时进行，家长及时给予拍背，促进稀释后的痰液排出。

水、电解质的补充　适当的液体补充有助于气道的湿化，但输液速度不宜过快，以免加重心脏负担。

解痉平喘　适时给予支气管扩张剂。

使用抗病原药物　支原体感染者应用大环内酯类抗生素，细菌感染者选用有针对性的抗生素。

由于患儿体质和病情的复杂性，家长们在孩子治疗期间遇到一些问题难免会焦虑和担忧。接下来给大家分享一下治疗疾病期间常见的一些问题，希望可以减少家长们心中的一些疑虑。

支原体引起的支气管炎，用药之后效果不明显怎么办？

通常我们听到最多的疾病感染原便是细菌感染、病毒感染，其实除此之外还有支原体感染。支原体也是引起小儿支气管炎最常见的病原之一。支原体引起的感染一般用大环内酯类的药物治疗，就是阿奇霉素和红霉素这类的药物。但是因为支原体感染耐药的情况比较多，所以有的孩子吃了药之后情况并没有太明显的好转。

支原体感染在一定条件下是可以自愈的，因为在感染之后的这段时间里，随着孩子自身免疫力的增强，病原体一般是会被自身的免疫系统杀灭，所以孩子感染的症状会逐渐好转。目前除了大环内酯类的药物之外，还有四环素类药物、喹诺酮类药物等，但是在使用上有一定的年龄限制，不是所有的孩子都可以用，要根据孩子的病情及用药后的利弊综合考虑。

毛细支气管炎雾化后效果不明显怎么办？

毛细支气管炎进行雾化治疗后，有些孩子有较明显的好转，但有些孩子的治疗效果并不是很明显。这种情况下家长们也不必太过担忧，因为这种病毒感染一般情况下会自愈，家长在孩子治疗期间可多让孩子注意休息，并且保持室内空气流通，注意饮食清淡，等 7 ～ 10 天，孩子病情大都会有明显好转的。如果病情比较重，出现明显的呼吸困难，那就需要住院观察治疗了。

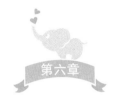

第六章

肺炎

遏制致病原，生命不受威胁

为了提高孩子的抗病能力，在生病期间让孩子增加运动量是大错特错的。小儿肺炎患病期间，尤其是急性期应该注意卧床休息，保持室内空气清新，避免剧烈运动、过度劳累，这样才有利于恢复健康。

肺炎，可怕得要命

肺炎是我国住院小儿死亡的第一位原因，严重威胁小儿健康，被国家卫生健康委列为小儿"四病"（维生素 D 缺乏性佝偻病、营养性缺铁性贫血、小儿肺炎、婴幼儿腹泻）防治之一。就全球而言，肺炎占 5 岁以下小儿死亡总数的 1/4 ～ 1/3，是发展中国家 5 岁以下儿童死亡的主要原因。据统计，肺炎每年造成约 200 万名 5 岁以下儿童死亡。

是什么让宝宝患上肺炎呢？

"千丈之堤，以蝼蚁之穴溃；百尺之室，以突隙之烟焚。"很多看似很严重的疾病，其实都有一个可防可控的原因，但是，一旦错过了就要承担后果。

肺炎的致病因素

1. 内在因素

解剖结构的特殊性　婴幼儿时期容易发生肺炎是由于小儿呼吸系统解剖上的特点，如气管、支气管管腔狭窄，黏液分泌少，纤毛运动差，肺弹力组织发育差，血管丰富易于充血，间质发育旺盛，肺泡数量少，肺含气量少，易为黏液所阻塞等。

生理特点　婴幼儿由于免疫系统的防御功能尚未发育完善，容易发生传染病、营养不良、佝偻病等疾病，这些内在因素不但使婴幼儿容易发生肺炎，并且发病比较严重。尤其是 1 岁以内婴儿免疫力弱，故肺炎易于扩散、融合并延及两肺。年龄较大及体质较强的幼儿，机体免疫功能逐步完善，局限抗感染能力增强，肺炎时往往仅出现局限性病灶，病灶大多局限于一个肺叶。

营养不良　儿童时期是人生长发育最旺盛阶段，也是生命最脆弱的时期，营养不良尤其是营养性贫血影响儿童各器官系统的功能，不仅影响免疫系统功能，降低免疫细胞的分化能力，增加感染机会，增加肺炎的易患性，而且也能影响儿童的神经发育，甚至造成智力发育迟缓，严重者可引起精神障碍。因此，小儿肺炎与营养缺乏性疾病（营养性贫血、佝偻病、营养不良）有着密切关系。营养缺乏性疾病对小儿肺炎的患病率、严重程度与预后都有明显的影响。维生素D能调节免疫细胞的增殖分化，维生素D不足可引起免疫细胞分化增殖受损，儿童抵抗力下降，容易导致肺炎发生。肺炎患儿血钙水平降低也主要与维生素D缺乏有关。

不良生活习惯　如喜欢吃肉不吃青菜、水果；吃饭时狼吞虎咽，吃饭时说话、玩耍等很容易引起异物呛入气道，导致吸入性肺炎的发生；不爱喝白开水，只喜欢喝各种饮料；过度保暖，不爱室外活动也会增加呼吸道感染的机会，从而引发肺炎。

个人因素　早产儿、低体重儿、有基础病（先天性心脏病、原发性免疫缺陷病等）、免疫力低下者容易在遭受病原体侵袭后，发生肺炎。

2. 外在因素

病原体　自然界中凡能引起上呼吸道感染的病原体均可由呼吸道入侵，诱发支气管肺炎，其中少数经血行入肺，包括病毒、细菌、非典型病原体、真菌、寄生虫等。如肺炎链球菌为口腔及鼻咽部的正常定植菌群，但若呼吸道的排菌自净功能及机体的抵抗力下降时，则会引发肺炎。

室外污染　如PM2.5、二氧化硫、总悬浮颗粒、降尘等，可使儿童的上呼吸道感染、支气管炎、鼻炎、扁桃体炎、哮喘、肺炎的患病率增加，大气污染可明显损害儿童呼吸系统健康。

室内污染　包括吸二手烟（38.30%）、3年内家里有过装修（30.11%）及烹调时不使用排气扇（23.50%）。家庭住房沿街情况、取暖方式、住房类型、房间数、家中有无排气扇及室内烟雾程度、被动吸烟、室内装修程度、装修后入住时间、父母亲患病史对儿童患呼吸道疾病均有明显的不利影响。其中细菌和真菌等空气微生物是室内空气质量的重要参数之一。室内空气微生物污染，可导致人出现眼刺激感、哮喘、过敏性皮炎、过敏性肺炎和传染性疾病，重者甚至导致死亡，也可称为不良建筑物综合征（sBs）。细菌和真菌等微生物在室内滋生繁殖而污染空气，已经成为目前重要的公共环境卫生问题。

3. 家长的因素

不良卫生习惯　家长随地吐痰、吸烟，没有让孩子养成餐前便后洗手的习惯，家长与孩子共用毛巾，患病不戴口罩等不良习惯均可能增加孩子患肺炎的概率。

护理不周　餐具消毒不彻底，未及时给儿童添减衣物，让孩子在出汗的情况下到冷空气中等都是引发儿童肺炎的重要诱因。

肺炎的危害范围

小儿肺炎主要是病原体由呼吸道侵入，引起细支气管、肺泡、肺间质炎症，使细支气管管腔狭窄，甚至阻塞，造成通气障碍。炎症使呼吸膜增厚，肺泡腔内充满炎症渗出物，又导致换气障碍，进而引起多系统功能异常。具体致病情况如下：

呼吸功能障碍　主要表现为低氧血症和二氧化碳潴留，重症可出现高碳酸血症。由于通气和换气功能障碍，氧进入肺泡及氧自肺泡弥散至血液减少，动脉血氧分压及动脉血氧饱和度降低，发生低氧血症，甚至呼吸衰竭。

神经系统损害　缺氧和二氧化碳潴留、病原体毒素可以引起脑毛细血管扩张，通透性增加，引起脑细胞水肿、颅内压升高及中毒性脑病，严重脑水肿可使呼吸中枢受到抑制而发生中枢性呼吸衰竭。

循环系统损害　缺氧使肺小动脉反射性收缩，造成肺动脉压力增高，同时病原体毒素的作用可引起中毒性心肌炎，两种因素共同作用诱发心力衰竭。

胃肠道功能改变　低氧血症和病原体毒素作用，使胃肠道功能发生紊乱，出现厌食、呕吐及腹泻等症状，甚至产生中毒性肠麻痹，并使胃肠道毛细血管通透性增加，引起消化道出血。

酸碱平衡紊乱　肺炎患儿因低氧发生代谢障碍，酸性代谢产物增加，加之感染发热、进食少，常有代谢性酸中毒。由于通气和换气障碍引起二氧化碳潴留，导致呼吸性酸中毒。因此，严重肺炎患儿可同时存在不同程度的呼吸性和代谢性酸中毒。

弥散性血管内凝血　重症肺炎患儿由于不同程度缺氧、炎症介质激活、血管内皮损伤、血小板激活等，均可导致微血栓形成，引起弥散性血管内凝血（DIC）。DIC的形成是导致肺炎病死率高的原因。

医生诊断了肺炎，大家也不要吓得要命，其实，小儿肺炎的严重程度由致病菌和患儿自身情况共同决定，致病菌的致病毒力越强，对患儿的危害越大。同时患儿年龄越小，合并基础疾病及多种高危因素者病情越重。如果致病菌毒力弱，患儿抵抗力强，也不会有那么多的并发症。总之，家长积极配合医生治疗，对患儿康复有很大的好处。

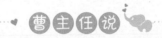

曹主任说

　　小儿肺炎并非传染病，所以即使孩子接触了患病宝宝，也并非一定会患病。但得了肺炎的宝宝在咳嗽、打喷嚏的时候，呼出的气体飞沫中可能会带有一些病原体，体质差的宝宝长时间近距离地接触，一次性吸入很多带有病原体的小飞沫，就有可能被感染。其实孩子也没那么容易就感染了肺炎，只要在日常生活中，注意手卫生，尽量避免去人群密集的地方，加强护理，增强体质，就可降低患肺炎的概率。

肺炎只是一个统称而已

到了医院，做了各种检查，在诊断那一行你会看到肺炎并不是诊断名，取而代之的是大叶性肺炎、支气管肺炎、病毒性肺炎或急性肺炎等。这是因为，在临床上小儿肺炎可按病理、病因、病程、病情、临床表现典型与否及肺炎发生的地点进行分类，诊断的时候，分类越清，越有利于治疗。家长了解一些肺炎名称，也能间接了解宝宝患病的大致部位和严重程度。

病理分类

大叶性肺炎　病变通常累及肺大叶的全部或大部，多由肺炎链球菌感染引起。

支气管肺炎　是累及支气管壁和肺泡的炎症，最常见为细菌和病毒感染，也可由病毒、细菌"混合感染"。

间质性肺炎　主要病变表现为支气管壁、细支气管壁及肺泡壁的充血、水肿与炎性细胞浸润，呈细支气管炎、细支气管周围炎及肺间质炎的改变。

病因分类

病毒性肺炎　能引起肺炎的病毒中，呼吸道合胞病毒占首位，其次为腺病毒（3、7型）、流感病毒、副流感病毒（1、2、3型）、鼻病毒、巨细胞病毒和肠道病毒等，以及新发现的新型冠状病毒。

细菌性肺炎 由肺炎链球菌、金黄色葡萄球菌、肺炎克雷伯杆菌、流感嗜血杆菌、大肠埃希菌、军团菌等引起的肺炎。

支原体肺炎 由肺炎支原体所致，多见于学龄前期及学龄期儿童。

衣原体肺炎 由沙眼衣原体、肺炎衣原体和鹦鹉热衣原体引起。

虫原性肺炎 包括肺包虫病、肺弓形虫病、肺血吸虫病、肺线虫病等。

真菌性肺炎 由白色念珠菌、曲霉菌、组织胞浆菌、隐球菌、肺孢子菌等引起的肺炎，多见于免疫缺陷病及长期使用免疫抑制剂或抗菌药物者。

非感染病因引起的肺炎 如吸入性肺炎（由于羊水、食物、异物等吸入引起）、坠积性肺炎、嗜酸性粒细胞性肺炎、过敏性肺炎等。

病程分类

急性肺炎 病程＜1个月。

迁延性肺炎 病程1～3个月。

慢性肺炎 病程＞3个月。

病情分类

轻症 除呼吸系统外，其他系统仅轻微受累，无全身中毒症状。

重症 除呼吸系统出现呼吸困难、发绀等表现外，其他系统亦严重受累，如酸碱失衡，水、电解质紊乱，全身中毒症状明显，甚至危及生命。

轻症肺炎与重症肺炎的区别如表6-1所示。

表 6-1　轻症肺炎与重症肺炎的区别

临床特征	轻症肺炎	重症肺炎
一般情况	好	差
拒食和脱水征	无	有
意识障碍	无	有
呼吸频率	正常或略增快	明显增快
发绀	无	有
呼吸困难（呻吟、鼻翼扇动及三凹征）	无	有
肺浸润范围	≤ 1/3 的肺	多肺叶受累或 ≥ 2/3 的肺
胸腔积液	无	有
脉搏血氧饱和度	> 96%	≤ 92%
肺外并发症	无	有

注：呼吸明显增快判断标准为婴儿＞ 70 次 / 分；年长儿＞ 50 次 / 分。

临床表现典型与否分类

典型肺炎　肺炎链球菌、金黄色葡萄球菌、肺炎克雷伯杆菌、流感嗜血杆菌、大肠埃希菌等引起的肺炎。

非典型肺炎　肺炎支原体、衣原体、嗜肺军团菌、某些病毒等引起的肺炎。

肺炎发生的地点分类

社区获得性肺炎（CAP）　指原本健康的儿童在医院外获得的感染性肺炎，包括感染了具有明确潜伏期的病原体而在入院后潜伏期内发病的肺炎。

医院获得性肺炎 又称医院内肺炎，指患儿入院时不存在，也不处于潜伏期，而在入院 ≥ 48 小时发生的感染性肺炎，包括在医院感染而于出院 48 小时内发生的肺炎。

诊断肺炎的方法和意义

小儿持续高热 4 ～ 5 天或反复发热，咳嗽、咳痰加重，呼吸急促，面色差，精神食欲差，夜卧不安，就要警惕肺炎可能，应及时去医院就诊，通过体格检查及辅助检查明确诊断。

肺炎的辅助检查方法包括影像学检查（X 线胸片，必要时肺部 CT 检查）和外周血检查、痰病原学检查、血清特异性抗体检测等。

1. 胸部影像学检查

根据不同的影像学特征，可判断肺内炎症的范围（大叶性、小叶性、肺段、弥漫性），可能的性质（实质性、间质性、肺不张等）及有无肺部并发症（胸腔积液、气胸、坏死等），对抗菌药物的合理选择及其他对症治疗和支持治疗均有重要的临床价值。

2. 痰病原学检查

主要包括痰涂片及抗酸染色、痰细菌及真菌培养、痰病毒分离。对收住院的社区获得性肺炎患儿，尤其是经验治疗无效及有并发症的重症患儿，应积极开展微生物诊断寻找病原，指导进一步合理使用抗菌药物。

3. 血清特异性抗体检测

明确支原体肺炎，可以检查支原体抗体的效价，效价越高，确诊的可能性越大。

4. 支气管镜检查

儿科软式支气管镜术已成为儿科呼吸疾病诊治中安全、有效和不可缺少的手段，能直接镜下观察病变、钳取标本、行支气管肺泡灌洗术、吸取肺泡灌洗液进行病原检测，也能在支气管镜下进行局部治疗。多项临床研究表明，儿科支气管镜术对于儿童重症或难治性肺炎的诊治是有帮助的，尤其对痰液堵塞合并肺不张患儿疗效显著。文献报道，对支原体肺炎合并肺不张，经常规静脉抗感染治疗胸部影像学无明显好转，甚至肺不张阴影更加密实的患儿，建议早期行支气管镜下局部灌洗治疗。

5. 外周血检查

①外周血白细胞（WBC）计数与中性粒细胞百分比：传统的判断社区获得性肺炎患儿是否为细菌感染的筛查工具。但近来研究证实，单独应用外周血白细胞计数与中性粒细胞百分比作为细菌或病毒感染的筛查工具既不敏感，也非特异。因此，对于 CAP 患儿，不能单独应用二者来预测细菌或病毒感染，需结合临床病史及其他实验室检查综合判断。

②红细胞沉降率（ESR）、C-反应蛋白或血清降钙素原（PCT）浓度：ESR、CRP、PCT 浓度明显升高对小儿细菌性肺炎诊断有一定指导意义。但这些非特异性的炎症指标区分细菌及非细菌病原的敏感性和特异性均较低，难以得出一个折点标准。当 CRP 和 ESR 都增高，而 WBC 不增高时，应该考虑支原体肺炎的可能。

③血氧饱和度测定：低氧血症是 CAP 死亡的危险因素，住院 CAP 患儿常存在低氧血症，因此，所有住院肺炎和疑似低氧血症的患儿都应监测经皮动脉血氧饱和度。经皮动脉血氧饱和度的测定提供了非侵入性检测动脉血氧饱和度的手段。动脉血气分析为侵入性检查，是判断呼吸衰竭类型、程度及血液酸碱失衡的关键指标，可据病情需要选择。

有些肺炎患儿在入院后，除进行血常规、炎性指标及病原学的相关检查外，还会被要求做肝肾功能、血生化、二氧化碳结合力、心电图等一系列相关检查，那么，这些检查是不是过度检查呢？答案当然是否定的。

肺炎除了呼吸道病变外常合并肝肾功能损害、心肌损害，部分治疗肺炎的药物也可能会引起肝肾功能受损，故需监测肝肾功能及心电图，及时予以处理。肺炎患儿易发生拒食、呕吐、腹泻等，可能会导致电解质紊乱，如低钠血症、低钾血症等，新生儿或小婴儿还可能会发生低血糖，故需要完善血生化检查。检查二氧化碳结合力有助于判断血浆酸碱失衡的病因及疾病的严重程度，及时纠正酸碱失衡，维持内环境稳定，促进病情好转。如肺炎患儿存在烦躁、嗜睡、昏迷或抽搐，除完善上述检查外，还需完善头颅CT、腰椎穿刺脑脊液等相关检查，以排除颅内占位性疾病、颅内出血、中枢神经系统感染等。

由此可知，医生在对肺炎患儿进行常规的病原学检查以外，还会根据患儿不同的临床表现及体征进行相关的辅助检查，达到精确诊断和精准治疗的目的。

"众里寻她"——肺炎的确诊

  每年的 11 月 12 日是寒冷开始的日子，对于孩子来说，寒冷的冬天容易生病，特别是肺炎，更是在这个季节高发。为了引起大家对肺炎的重视，这一天还是一个特殊的日子：世界肺炎日。据世界卫生组织统计，肺炎链球菌引发的疾病，比艾滋病、疟疾、麻疹等疾病更易导致儿童死亡。在全球范围内大约每每 15 秒钟，肺炎就会夺去一个孩子的生命。2016 年，肺炎约造成 92 万多名 5 岁以下儿童死亡，98% 来自发展中国家。我国儿科门诊呼吸道感染病例占就诊总人数的 60%～80%，支气管肺炎住院数占城市儿童住院患儿的 25%～50%，在县级医院则占 50% 以上。可以说，肺炎是儿童健康的"头号杀手"。

  肺炎，当你真的遇到时，能一眼就认出来吗？

  肺炎家族中的活跃分子

  肺炎的常见症状有发热、咳嗽、咳痰，可有喘息、拒食、呕吐、嗜睡、烦躁等。但同样是肺炎，临床表现、体征及胸部影像学的表现却千差万别。这是由于引起肺炎的病原体不同所致。

  肺炎链球菌肺炎　多起病急剧，突发高热、胸痛、食欲差、疲乏和烦躁不安，最初数日多咳嗽不重，无痰，之后就会出现铁锈色痰，胸片可见大片均匀而致密阴影。

流感病毒肺炎 同样起病急,发病后 48 小时高热持续不退,呼吸道症状显著,喘息严重,有时退热后仍喘,常伴有呕吐、腹泻,X 线胸片可见肺门两旁的肺野有不整齐的絮状或小球状阴影。

肺炎可由单一病原体或多种病原体感染引起,由于不同的病原体生物学特性不同,故不同病原体肺炎症状差别很大。就细菌性肺炎来说,细菌的毒力与细菌的结构有关,有荚膜的细菌可以抵御噬菌体的入侵,犹如穿了"金钟罩铁布衫",毒力较大。不同年龄段儿童易患病原也有很大不同,表现也不同。此外,肺炎表现的不同还与小儿的基础情况、免疫功能有关,存在基础疾病、免疫功能低下的儿童易进展为重症肺炎。

肺炎的"亲戚"

除了"一奶同胞"的肺炎之间有所不同,需要医生鉴别诊断外,还有一些"亲戚"因为与肺炎有很多相似之处,也容易被误诊误治,比如,支气管异物合并感染、支气管哮喘、肺结核等。

支气管异物合并感染 可出现发热、咳嗽、喘息等表现,从临床症状上较难与肺炎相鉴别。主要根据有异物吸入史或进食呛咳史,可做 X 线胸透或胸部 CT 协诊。但胸部 CT 未见异物不能完全排除本病,需行纤维支气管镜探查以除外本病。幼儿及学龄前儿童,虽无明确异物吸入史或进食呛咳史,但经抗感染治疗病情好转后易反复,或抗感染治疗效果欠佳,需怀疑本病可能。

支气管哮喘 以反复发作的喘息、咳嗽、气促、胸闷为主要表现,常在夜间/凌晨发作或加剧,多与接触变应原、冷空气、物理化学刺激、呼吸道感染有关。本病在临床表现上易与肺炎相混淆,特别是在哮喘合并呼吸道感染时。但本病既往有多次喘息病史,常有哮喘、变应性鼻炎或其他过敏性疾病家族史,单纯抗感染治疗效果欠佳,应用支气管舒张剂治疗,病情可好转。可通过肺功能、过敏原筛查、胸部影像学等相关检查协助鉴别。

肺结核 临床可有发热、咳嗽、喘息等表现，需与肺炎相鉴别。但本病多有结核接触史，常有午后低热、盗汗、乏力、消瘦等结核中毒症状，常规抗感染治疗效果欠佳。可通过胸部影像学、PPD 试验、痰或胃液涂片抗酸染色、痰培养等相关检查进行鉴别。

除了以上疾病容易与肺炎相混淆，还有一个更常见、更容易混淆的疾病——感冒。因为，感冒实在太常见了，症状表现与肺炎初期很像，下面几个方面可以帮助大家快速鉴别感冒与肺炎。

1. 看精神状态、饮食、睡眠

感冒 一般会影响宝宝的精神与食欲，但不会很严重，大多发生在发热时，退热以后会很快恢复常态，照常玩耍。

肺炎 患儿精神状态不佳，常烦躁、哭闹不安或昏睡、抽风等，食欲显著下降，有的孩子拒乳，有时会因痰稠喘憋而影响吃奶，夜里有呼吸困难加重的趋势。

2. 看体温

感冒 普通感冒大多由于鼻病毒、副流感病毒等引起，体温一般都不是太高，而且发热持续的时间比较短，用了退热药后宝宝体温会很快降低。但是也有一些毒性比较强的病毒，如腺病毒、流感病毒等引起的感冒，体温就会比较高，而且持续的时间也会比较长。

肺炎 患儿一般体温都比较高，而且发热时间通常要持续 3 天以上，服用退热药后，体温暂时退一会儿，很快又会反弹。

3. 看咳嗽

感冒 会出现宝宝咳嗽、咳痰等，但这些症状都比较轻。

肺炎 剧烈咳嗽，频繁咳嗽，痰多、痰黏稠，有时还会出现气喘、气促。

4. 看呼吸与胸部

家长们要特别留意，以下征象只有在宝宝患肺炎时才会出现，感冒时是不会有的。

呼吸困难 如气急、鼻翼扇动，严重者有点头状呼吸、发绀及三凹征。

呼吸增快 平静观察宝宝呼吸1分钟，呼吸增快的标准如表6-2所示。

表6-2 宝宝呼吸增快的标准

宝宝年龄	每分钟的呼吸次数
2个月内	达到或者超过60次
2个月到1岁	达到或者超过50次
1～5岁	达到或者超过40次

胸部出现水泡音 由于小孩子的胸壁薄，有时不用听诊器，用耳朵听也能听到水泡音，所以家长可以在宝宝安静或睡着时在宝宝的脊柱两侧、胸壁仔细倾听。肺炎患儿在吸气末期会听到"咕噜咕噜"般的声音，称之为细小水泡音，这是肺部发炎的重要体征。小孩子感冒一般不会有这种声音。

根据以上的各种观察和鉴别，家长如果怀疑宝宝得了肺炎，应立刻去医院，以免由于拖延时间而使病情恶化。

细菌与病毒感染的区别

从肺炎的致病原来看，主要是细菌和病毒。2020年暴发的新型冠状病毒肺炎，让全世界共同经历了一场防治病毒战役，这一场无声的战火，让我们对病毒有了更深的认识。记得有个小朋友哭着要出去玩，家长说外面有病毒，不能出去。孩子还是哭，说："我看不到！我迫不及待想跟病毒一起玩！"看到这样的诉求，我们是不是有点哭笑不得？我们看不到病毒，我们能看到的是它带来的后果。"进学致和，行方思远。"我们有必要对细菌和病毒这样的致病原有更多的认识，只有更多地了解，才能对疾病发生做有效的防治。

带着好奇，我们了解一下细菌和病毒都有哪些区别。

细菌和病毒，犹如植物和动物，它们不仅在形态结构上不一样，在进化、生物活性、传染性、治疗手段等很多方面也都有很大的不同。

细菌

细菌是在自然界分布最广、个体数量最多的有机体，是大自然物质循环的主要参与者。它属于原核微生物一类，原核生物是由细胞壁、细胞膜、细胞质等基本结构构成（支原体除外），只是没有成形的细胞核。而人类细胞有细胞膜，但没有细胞壁。根据细胞壁的组成成分，细菌分为革兰阳性菌和革兰阴性菌。"革兰"来源于丹麦细菌学家汉斯·克里斯蒂安·革兰，是他发明了革兰染色。

从外形上看细菌多分为3种：杆菌是棒状；球菌是球形，如链球菌或葡萄球菌；螺旋菌是螺旋形。它们的大小呢？目前已知最小的细菌只有0.2微米长，因此，我们只能在显微镜下看到它们。而世界上最大的细菌可以用肉眼直接看见，有0.2～0.6毫米，是一种叫纳米比亚嗜硫珠菌的细菌。图6-1是多数细菌的形态，大家可以大概了解一下。

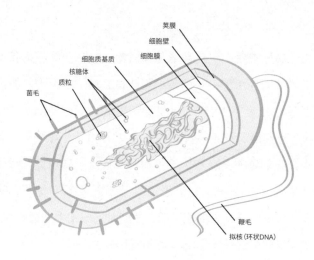

图6-1　细菌结构

细菌对人类活动有很大的影响。一方面，细菌是有益菌，我们可以利用细菌做乳酪、酸奶，酿酒，而且肠道菌群还能维持我们正常的新陈代谢，它们对于我们的生命和健康有着促进作用；另一方面，细菌是病原体，它们进入体内会引发疾病，如肺结核、炭疽病、鼠疫等都是由细菌引发的。

通常，细菌在温度、湿度、空气、营养等适宜的环境中时，会快速繁殖，呈指数级增长，甚至可以形成肉眼可见的集合体，如菌落。因此，有伤口的地方，医生都不建议"着湿"。高血糖环境对于细菌来说就是一个营养丰富的环境，感染后不容易痊愈。

如果不用药物就想消灭细菌，才没那么简单。细菌在地球上的历史差不多有 40 亿年，分布也极为广泛，从大气层到海底均有细菌的存在，甚至外太空及外星球都有细菌分布。所以，它们对环境的适应性非常强——耐高温，耐高压，耐盐碱（嗜盐菌）。要想杀灭它们还需要费点功夫，一般来说，要在 121℃、0.1 兆帕的环境下灭菌 21 分钟才能杀死细菌芽孢，或者直接在火焰上炙烤才能彻底灭菌。

人类对细菌的研究历史很悠久，现在要想知道自己是否被细菌感染了，可以去医院做个检测。根据质疑的感染细菌不同，可以检测白细胞、中性粒细胞、C- 反应蛋白、PCT 中的一项或多项指标，如果化验结果显示增高，就能诊断为细菌感染，而且感染越重，这些指标增高得就越明显。

在治疗上，由于细菌和植物一样有细胞壁，所以使用抗生素破坏细菌的细胞壁或者阻止它们合成细胞壁，细菌就会死掉，疾病就能得以控制和治愈。当然还有其他抑制细菌繁殖的方法。

病毒

如果说细菌结构简单的话，那病毒的结构就更简单了，它是由一个核酸分子（DNA 或 RNA）与蛋白质构成的非细胞形态。大家应该知道，我们人体就是由细胞构成的，病毒是非细胞形态，那是什么？我们可以把这个世界的生物大概归于五界：原核生物、原生生物、菌物、植物和动物。而病毒不属于这五界之中，它既不是生物亦不是非生物，它是介于生命体及非生命体之间靠寄生生活的有机物种。从这个定义上也能看出，我们人类对病毒的了解还不够，这就形成了对病毒治疗的"不确定性"。

虽然对它认识得还不够彻底，但看外形还能辨识。病毒比细菌小很多，二者相差约 1 000 倍。如果病毒落在细胞上，那就像一只小虾附着在一头鲸身上。它们到底多小呢？大多数病毒的直径在 10 ～ 300 纳米，一些丝状病毒的长度可达 1 400 纳米，但其宽度却只有约 80 纳米。大多数的病毒无法在光学显微镜下观察到，扫描透射电子显微镜能观察到病毒颗粒形态。图 6-2 是几种病毒的结构，图 6-3 是有尾噬菌体的一个完整结构说明。

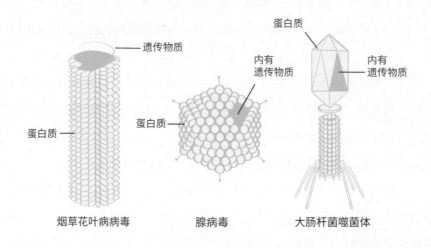

图 6-2　病毒结构

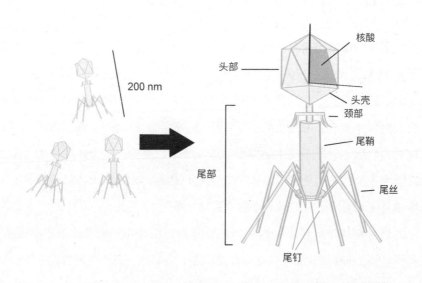

图 6-3　有尾噬菌体的结构

对于病毒的分类在此就不细说了，如果大家感兴趣，可以看一下有关微生物的专业书籍，而对于病毒是从哪里产生的，其实目前也不是很清楚。相比细菌，我们对病毒的历史了解得真的太少了。1901年，我们才发现第一个人类病毒——黄热病毒。而对于病毒的命名，也没什么固定规则可言，常依病毒的形态、感染对象、最初发现地点来命名。如果感染动物或植物的病毒，可能依据感染的对象、病征来命名，例如，麻疹病毒、狂犬病毒；也可以依据发现地点命名，如埃博拉病毒；也可以依据发现的时间和病毒形态命名，如2019新型冠状病毒（COVID-19）；也可以依据实验室内编号命名，如T1噬菌体。

病毒可以感染一切生物，而且行事狡猾，可以突破种间屏障，在人与动物之间跨物种传播，而且手段很残忍，可以置人于死地。由于病毒不像细菌，它们没有细胞结构，必须入侵动物、人类等生物体，借助"别人"的细胞才能进行生存，属于一种寄生物。所以，不择手段地入侵是病毒唯一的目标。

那除了有效的药物，我们怎么消灭病毒呢？总的来说，因为病毒有蛋白质成分，所以它们在体外很脆弱，怕热不怕冷，怕湿不怕干。一般在55～60℃的情况下，加热1～3分钟，病毒就会变性死亡。用含有表面活性剂的洗衣粉、含有氧化剂的84消毒液亦能有效抑制或杀死病毒。湿度达到50%～60%，病毒基本就会被水气沉降。所以，冬天下场雪，流感就少很多，干冷环境下就容易暴发流感。这么看，病毒好像比细菌好对付，其实，它们可以存活于零下196℃的液氮环境中，数年后依然有感染能力。

以上就是细菌和病毒的一些区别，希望家长们在简单了解后对病毒性感冒、病毒性肺炎和细菌性肺炎等疾病有个大致认识，对医生的隔离处理和差异化用药也能有更深的理解。

狡猾！病毒的致病过程

病毒是如何致病的呢？

病毒可以在空气中，可以在海水中，可以在飞沫中，它们四处游荡，寻找一切机会和破绽入侵你的身体。总体来说，它们主要通过 5 个途径进入体内，包括：皮肤、眼睛、泌尿生殖道、消化道、呼吸道。

皮肤

皮肤覆盖在我们身体表面，是人体第一道防线。

皮肤组织可以简单分为：表皮、真皮、皮下组织；细分的话，可以分为：角质层、颗粒层、棘层、基底层、乳头层、网状层、皮下组织层及皮肤附属器（皮脂腺、汗腺、毛发等）。病毒想要从皮肤入侵，真的不容易，尤其是皮肤表层是角质层，它是由无细胞核的角质细胞和角层脂质及死细胞组成。对于病毒来说犹如铜墙铁壁，突破进入简直难如登天，几乎没有病毒能够成功侵入。但这里说的是几乎，因为，还有一小部分病毒非常狡猾，它们不会"硬碰硬"，而是通过蚊虫叮咬（图 6-4）、猫狗抓伤、擦伤、皮肤溃疡时，皮肤出现漏洞，从而成功进入体内，比如，登革热病毒、狂犬病毒等。

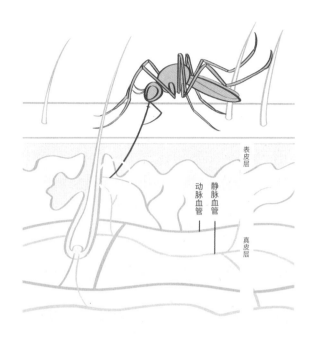

表皮层

动脉血管
静脉血管

真皮层

图 6-4　蚊虫叮咬

眼睛

　　既然皮肤不好侵入，暴露在外的眼睛便成了病毒第二个大目标。虽然眼睛看似没有保护措施，但别忘了，我们差不多每 5 秒就会眨眼一次，上下眼睑就是眼睛的保护盖。此外，每次眨眼都会用分泌液清洗眼球，清除外来异物，所以，病毒想入侵眼睛也不容易。当然，还是有狡猾的病毒会通过泳池的水、不清洁的手等接触眼睛后侵入眼结膜，如单纯疱疹病毒、巨细胞病毒、2019 新型冠状病毒等就可以通过眼结膜入侵人体。

泌尿生殖道

外表的皮肤和眼睛不好侵入，一部分病毒就想到了疏通内外的泌尿生殖道——阴道。而阴道也有自己的保护措施，它自身的环境是弱酸性的，而且阴道分泌的黏液也有保护作用，这样的环境对很多病毒的生存是不利的。但有些病毒很有韧性，它们一定要等到阴道上皮组织有破损时蜂拥而入，如人类免疫缺陷病毒，也称艾滋病病毒（HIV）。当然，这个病毒还可以通过其他渠道感染人类，在此就不再赘述了。

消化道

由于人类属于杂食动物，所以消化道是接触各种细菌和病毒最多的地方了，这也让它拥有了更多的自我保护措施，比如，口腔中的唾液、胃中的胃酸、十二指肠壶腹部的胆汁、肠道中的有益菌，它们都可以杀死入侵的细菌和病毒，所以很多细菌和病毒经过消化道的一道道关卡后，都被杀得片甲不留。但世上哪有绝对呢？消化道再强大，也有特殊的病毒能够成功入侵，如轮状病毒、诺如病毒等。

呼吸道

呼吸道当然也不是毫无防备的，呼吸道中的纤毛、黏液可以起到阻挡和捕获外来异物的作用，但是这些纤毛和黏液的力量对于狡猾和微小的病毒来说，还是薄弱了些。所以，呼吸道是很多病毒乐于攻击的目标（图6-5）。

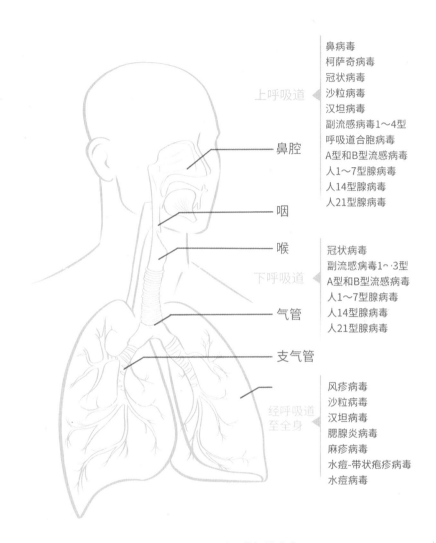

上呼吸道

鼻病毒
柯萨奇病毒
冠状病毒
沙粒病毒
汉坦病毒
副流感病毒1~4型
呼吸道合胞病毒
A型和B型流感病毒
人1~7型腺病毒
人14型腺病毒
人21型腺病毒

鼻腔

咽

喉

下呼吸道

冠状病毒
副流感病毒1~3型
A型和B型流感病毒
人1~7型腺病毒
人14型腺病毒
人21型腺病毒

气管

支气管

经呼吸道
至全身

风疹病毒
沙粒病毒
汉坦病毒
腮腺炎病毒
麻疹病毒
水痘-带状疱疹病毒
水痘病毒

图 6-5 呼吸道相关病毒

 这么看，我们人体是不是一个漏洞百出的城墙？病毒怎么都能攻入进来。

 别担心，人体一共有 3 层防御系统，除了人体的物理屏障，还有先天免疫系统和适应免疫系统来对付入侵的病毒。

先天免疫系统

如果细菌的致病方式是依靠繁殖的话,那么病毒的致病方式应该称为"增殖",因为病毒不是细胞,不能通过细胞分裂的方式来完成数量增长。它们进入宿主体内后,经过附着、入侵、脱壳、合成、组装、释放6个阶段(图6-6),在宿主细胞内"拷贝"出大量的"自己",并且数量巨大,所以不是严格意义上的"繁殖",而是"增殖"。

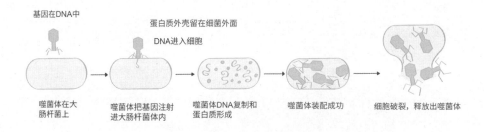

图 6-6　噬菌体浸染大肠杆菌的过程

先以副流感病毒为例。

病毒通过飞沫传播或直接接触传播,通过呼吸道、眼睛的黏膜进入体内。由于病毒自带一把"钥匙"——受体蛋白,到达细胞后打开细胞膜表面的"锁"——受体,细胞膜便将它们当成营养物质而打开通道,放它们进入细胞内。

而病毒有什么钥匙、细胞有什么样的锁,就决定了病毒会感染哪些部位。比如,HIV 能打开人免疫细胞上的表面抗原分化簇 4 受体蛋白(CD4 蛋白),而带有 CD4 的免疫细胞主要分布在血液和淋巴系统内,所以 HIV 只能通过血液、母婴等途径传播。

回到副流感病毒,通过细胞膜后进入细胞后,它们继续做了什么呢?

病毒进入细胞内部,随即释放自己的遗传物质 RNA(遗传信息载体),进行复制生产，并进行改造以提升自己的感染和致病能力（图6-7）。此时，受感染细胞的内部有一种信号蛋白——干扰素，它一方面企图阻止病毒的合成复制，另一方面开始逃出细胞外发出预警信号。

大量病毒被细胞生产出来之后，它们就会从细胞内出来，进行"团战"（图6-8），目标：肺部。我们的免疫系统接到信号后，首先会派出主力军——白细胞（图6-9）迎战。白细胞中体积最大的单核细胞、巨噬细胞、树突细胞、中性粒细胞、肥大细胞等开始杀伤和吞噬病毒。

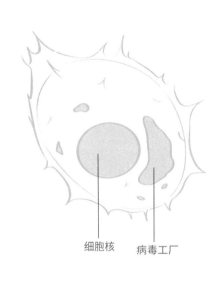

细胞核　病毒工厂

图6-7　病毒在细胞内复制

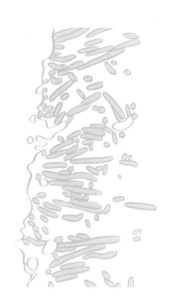

图6-8　病毒从细胞表面释放

在此期间，为了让白细胞军团更好地识别和吞噬病毒，身体还派出了助攻部队——补体系统（图6-10）。补体蛋白会粘在病毒表面做标志，它们还可以在病毒表面"钻孔"，将病毒大卸八块。

在战斗中，身体出现咳嗽、鼻塞、咽痛等刺激症状。当战斗进入白热化后，巨噬细胞还会将战斗情况汇报给人体总司令——大脑，大脑会做出什么样的决策呢？启动人体紧急响应：降低细胞活跃度；调高人体体温；创造有利于白细胞战斗的场所——分泌组织液。这一系列的应急响应，会导致浑身酸痛、嗜睡、发热、红肿等表现。

大家以为这样就结束了吗？

没有。

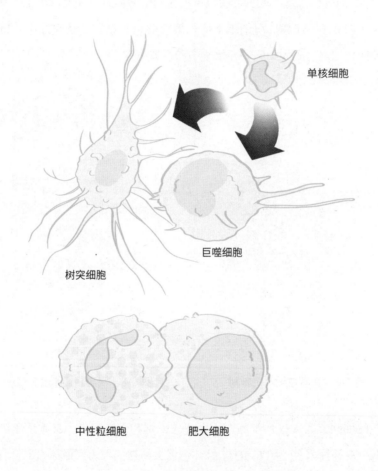

图 6-9　吞噬细胞"家族"

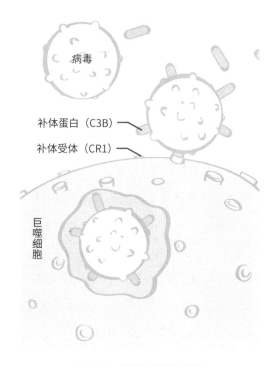

病毒

补体蛋白（C3B）

补体受体（CR1）

巨噬细胞

图 6-10　补体的调理作用

适应性免疫系统

"天下武功，唯快不破"，病毒增殖的速度超乎你的想象。

如果是普通的病毒，经过这样的战术安排，几天就被消灭干净了。流感病毒、鼻病毒经过 6～7 小时就可以在一个细胞中复制成千上万个个体。腺病毒在一个细胞中最多可制造出 10 万个个体。所以，看似牢不可破的战术，在病毒疯狂增殖的情况下，威力还是显得微弱了些。而且，这些病毒在战斗中也是很机智的，它们会干扰"干扰素"，打倒信号兵也就阻止了援兵的到来。此时，报信的人就变成了巨噬细胞或树突细胞，它们把病毒残骸送到适应性免疫系统那里，让适应性免疫系统认清入侵者的身份，开启联合作战。

如果说先天免疫系统的作战是"普适"的，用同一个招式对付各种病毒，那么，适应性免疫系统就是个性化作战。

杀伤性 T 细胞出战。已经对病毒残骸做了仔细分析的它们开始寻找被病毒入侵的细胞，而那些被入侵的细胞也会向杀伤性 T 细胞做出暗示——细胞表面释放出一种蛋白质，这时杀伤性 T 细胞会毫不迟疑地迅速杀死这些细胞。这也就意味着，细胞与体内的病毒同归于尽。接下来吞噬细胞会吞噬这些死亡细胞，清理现场。

在适应性免疫系统派出杀伤性 T 细胞的同时，也开始生产抗体。这个抗体是 B 细胞分化的浆细胞生产的。抗体有针对性地附着在病毒身上，让其失去活力，并与补体一起标志病毒身份，让白细胞大军吞噬它们。

此时，我们的身体就应该康复了。但体内的免疫系统并没有完全休息。

适应性免疫系统会将这次战役"存档"，让身体产生记忆 B 细胞和记忆 T 细胞，当我们身体再次受到这样的病毒攻击时，就不会这么兴师动众了，病毒刚进入身体，就会有大量抗体和杀伤性 T 细胞将它们一网打尽。

有句话是"杀不死我的，必使我强大"，人类正是有这样的免疫机制，才能在历史长河中生存下来。

2019 新型冠状病毒（COVID-19）

对于 2019 新型冠状病毒，我们的免疫系统为什么显得那么脆弱呢？

首先，由于这个病毒能开启拥有血管紧张素转化酶 2（ACE2）的"锁"，ACE2 广泛分布在暴露的黏膜细胞上，如呼吸道、消化道、眼结膜等，这就决定了它的感染途径比其他病毒更广，入侵范围更大。

其次，相比 DNA 病毒，RNA 病毒的突变频率更高。COVID-19 是 RNA 病毒，它进入细胞后会启动 RNA 聚合酶（导致高突变的 RNA 复制机器），让自己变得更"凶残"。

最后，待病毒大军迅速扩建后，免疫系统对它的攻击只有勉强应对。而且适应性免疫系统也从未见到过这样的病毒，一时不知如何出兵才好。随后，面对浩浩荡荡的陌生病毒，免疫系统又出现了过激反应，造成细胞因子风暴，也就是说在与病毒的战斗中，免疫细胞觉得很多正常细胞也是病毒，总觉得兵力不够，便不断地召唤细胞因子，召唤来的细胞因子再次召唤细胞因子，因此，就形成了细胞因子风暴。在这样的细胞因子风暴下，病毒和正常细胞均受到攻击，最终导致肺部的纤维化，肺部无法完成呼吸功能，进而导致各个脏器功能损害。

这样看来，免疫系统在与病毒的战斗中起到至关重要的作用。

对于小儿来说，他们的免疫系统并不健全，而且他们来到这个世界不久，对各种细菌和病毒的识别能力也很弱，所以他们一旦受到细菌或病毒感染，免疫系统可以说是弱不禁风的。

因此，建议家长朋友注意宝宝生活环境的卫生，勤给宝宝洗手，不带宝宝去人多的地方。家人患有病毒性感冒等疾病时要避免近距离接触宝宝，更不能去亲吻他们；如果避免不了与宝宝一起活动，最好戴上口罩。

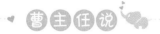

曹主任说

据了解，肌肉锻炼可以增强肺活量，而肺活量的增加有利于提高肺部抵抗力。如何为软糯的小宝宝锻炼肌肉呢？家长可以主动为他们做运动。比如，握住他们的手腕，为他们的上肢做伸展运动；握住他们的脚踝，为他们的下肢做屈伸运动。如果他们能趴着，可以让他们做抬头运动，以提高他们的颈部肌肉强度。如果能爬，就让他们多爬动，增强四肢肌肉的协调能力。

病毒性肺炎，最好不是腺病毒感染

在门诊，最怕遇到患儿呼吸有急促、喘憋的情况，因为这暗示着宝宝有呼吸困难，病情比较紧急，耽误不得。而通常情况下，让患儿出现呼吸困难的疾病除了气管异物，就是下呼吸道的疾病，也就是肺组织出现了问题，其中比较常见的就是病毒性肺炎。

病毒性肺炎是由上呼吸道病毒感染向下蔓延引起的肺部炎症，也可能继发于出疹性病毒感染。多通过飞沫和密切接触传染，常被吸入感染。虽然一年四季都可能发生，但暴发或散发流行的病毒性肺炎还是多发于冬春季节。

病毒性肺炎的感染与病毒毒力、感染途径及被感染者的年龄、免疫功能状态等有关，这也是幼儿的发病率高于成人的原因。

儿童易患的病毒性肺炎类型

引起肺炎的病毒有很多种，如呼吸道合胞病毒、流感 A 或 B 病毒、副流感病毒、腺病毒、鼻病毒、EB 病毒、冠状病毒、麻疹病毒、水痘 - 带状疱疹病毒、汉坦病毒、巨细胞病毒、新型冠状病毒等，最常见的有以下 3 种：

呼吸道合胞病毒肺炎　简称合胞病毒肺炎，是一种小儿常见的间质性肺炎，多见于婴幼儿，半数以上为 1 岁以内婴儿，男多于女，比例为（1.5 ～ 2）：1。由于母传抗体不能预防感染的发生，因而出生不久的小婴儿即可发病。该病毒是造成发展中国家 5 岁以下儿童发生急性下呼吸道感染的最常见病因。我国北方多发生于冬春季，南方多发生于夏秋季。临床表现以咳嗽、喘憋突出，重症患儿会出现精神不振或烦躁不安。肺部以喘鸣音为主，有些可听到细湿啰音，更严重的会发生呼吸衰竭。胸部 X 线检查常见小片阴影、肺纹理增多和肺气肿。

腺病毒肺炎 多见于 6 个月至 2 岁的婴幼儿，是小儿发病率较高的病毒性肺炎之一，也是婴幼儿病毒性肺炎中最严重类型之一。它的症状比较重，因为患有这种肺炎的孩子可能会有喘憋特别明显的表现，有的甚至合并呼吸衰竭、心力衰竭，需要住重症监护病房（简称 ICU），气管插管，上呼吸机。因为其危害性很大，所以需要引起人们的重视。

流行性感冒病毒肺炎 患儿常在流行性感冒流行期间发病，属于重症流感，大多有流感病人接触史。患病初期头痛，鼻塞，干咳，眼、咽部充血，24 小时内突然高热（弛张热或间歇热），剧烈咳嗽、咯血痰，甚至胸闷、气急，肺底部可闻及细湿啰音。

危害最大的腺病毒肺炎

三种常见的病毒性肺炎中，腺病毒感染是我国较为常见的病因之一，其可引起咽 – 结合膜热、肺炎、脑炎、膀胱炎、肠炎等。腺病毒肺炎在我国北方多见于冬春两季，潜伏期 2 ～ 21 天，一般急骤发热，往往自起病 1 ～ 2 日即发生 39℃以上的高热。起病时即有咳嗽，往往表现为频咳或轻度阵咳；呼吸困难及发绀多数开始于第 3 ～ 6 日，逐渐加重；重症者出现鼻翼扇动、三凹征、喘憋（具有喘息和憋气的梗阻性呼吸困难）及口唇发绀。

发病后 3 ～ 4 天出现嗜睡、萎靡等，有时烦躁和萎靡相交替。面色苍白较为常见，重者面色发灰。心率增快，重症多在 160 ～ 180 次 / 分，有时可达 200 次 / 分以上。半数以上患儿有轻度腹泻、呕吐，严重者常有腹胀。肺部病变多在发病第 3 ～ 5 天开始出现，可有大小不等的片状病灶或融合性病灶，以两肺下野及右上肺多见。同时也会引发一些并发症，比如说闭塞性细支气管炎，患有此疾病的孩子会持续地咳嗽、喘憋。发病后 6～11 天，其病灶密度随病情发展而增高，病变也增多，分布较广，互相融合。

腺病毒肺炎热型不一致，多数稽留于 39～40℃不退。轻症者一般 7～11 天体温恢复正常，其他症状也较快消失。白细胞总数较低，绝大多数低于 12×10^9/L，中性粒细胞不超过 70%。

如果是重症患儿，那么很有可能会合并心力衰竭，出现心跳快、心音减弱、肝脏增大等危急病症。一些病情危重的患儿还会并发中毒性脑病，出现嗜睡、昏迷和惊厥。这种危重的情况可持续 10 天～3 周。所以，此病的死亡率比较高，如果孩子患有其他疾病又交叉感染了本病，那会更加危险。另外，如果孩子患有其他疾病，因为身体的免疫功能比较差，所以感染腺病毒的机会就会大大增加。

总的来说，腺病毒肺炎的临床特点有：

1. 常见于 6 个月到 2 岁的婴幼儿，但是近年来大龄儿童甚至成人患腺病毒肺炎的报道也有很多。

2. 起病比较急，中毒症状较明显，患儿常表现有萎靡嗜睡、稽留热等。

3. 咳嗽比较剧烈，患儿咳嗽时会出现发绀、喘憋及呼吸困难等症状，但肺部病征出现较晚，发热 4～5 天后才能听到湿啰音。

4. 会引发肺功能损害和其他系统功能障碍，主要会影响神经系统和循环系统，临床上表现为中毒性脑病和急性心力衰竭。

5. 患儿恢复比较缓慢，需要数周，甚至数月。

病毒性肺炎的常规治疗

1. 抗病毒药物治疗

干扰素　5～7天为一个疗程，也可雾化吸入。

磷酸奥司他韦　用于流感病毒感染。

更昔洛韦　用于巨细胞病毒和EB病毒感染。

2. 免疫疗法

大剂量免疫球蛋白静脉注射，用于严重感染。

对病毒抗原进行免疫封闭

近年来，随着医学检验技术的发展，人们逐渐认识到肺炎患儿体内存在免疫细胞发育和成熟的紊乱，致病性病原体诱发机体免疫应答功能失调，并产生多种对机体有害的细胞因子。婴幼儿免疫系统发育不够健全可能是导致支气管肺炎发生、发展的直接因素。支气管肺炎患儿机体存在着免疫功能紊乱、机体免疫细胞及血清细胞因子的变化，可能与本病的发生、发展及预后有着密切的关系。因此，近年来支气管肺炎的免疫治疗日益受到临床医师的重视。

免疫治疗主要是应用一些免疫抑制剂或调节剂来调节或恢复机体异常的免疫功能。在常规治疗的同时，使用调节机体细胞免疫功能的药物来提高患儿机体的免疫功能，对小儿支气管肺炎的防治具有重要意义。其中，丙种球蛋白与糖皮质激素常用于重症肺炎的治疗中。

人血丙种球蛋白，在临床医生口中也简称免疫球蛋白、丙球。它是从健康人血浆中提取的蛋白制剂，是存在于人血中的免疫球蛋白，能使机体获得免疫力而增强免疫功能，常用于重症肺炎的治疗中。重症感染的用量为200～400 mg/（kg·d），连续3～5天，具体情况根据病情由医生决定。

免疫球蛋白静脉注射对严重感染有良好的治疗作用，除了对病毒抗原直接起免疫封闭的作用外，同时可激活巨噬细胞而清除病毒。静脉注射能迅速提高患儿血液中 IgG 水平，增强机体的抗感染能力和调理功能。因其具有广谱抗病毒、细菌或其他病原的作用，故具有免疫替代和免疫调节的双重治疗作用。

肾上腺糖皮质激素的作用是控制炎症反应，减轻免疫炎症反应对机体的损伤，多在感染中毒症状重、伴有大量胸腔积液等情况下应用。其他免疫调节剂如胸腺肽等亦在临床中应用广泛。

但不是每个患儿都适合应用或需要应用免疫调节剂。如丙种球蛋白在选择性 IgA 缺乏者中禁用，且因价格昂贵，为血液制品，有经血传播疾病的风险，不作为常规治疗。糖皮质激素亦应在严格掌握指征且有效控制感染的情况下应用。

预防病毒性肺炎的方法

不断增强婴幼儿的抗病能力是预防该病的关键。让孩子坚持锻炼身体，增强抗病能力；注意气候的变化，随时给孩子增减衣服，防止感冒；科学喂养孩子，防止其营养不良，平时多注意给宝宝补充足量的维生素及蛋白质；多饮水，也能增强身体的抵抗力；可以让婴幼儿多晒太阳；在腺病毒流行季节，避免去人多的地方；必要时注意戴口罩，勤洗手，不用手揉眼睛、挖鼻孔；减少孩子在医院观察室输液或者去医院的次数，避免造成交叉感染；患儿在医院住院治疗期间也应进行隔离；为了避免造成大流行，托幼机构应在流行季节注意观察孩子的身体情况，如有宝宝确诊为腺病毒肺炎，必须隔离，让患儿回家休息；附近有社区医疗服务的家庭，建议患儿在家中治疗。

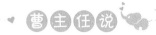

　　在疾病介绍中，总会提到小儿抵抗力弱的问题。有些家长，看到孩子生病，为了提高孩子的抗病能力，在生病期间还让孩子增加运动量。其实，这样做是大错特错的。提高抵抗力是生病前和病愈后要做的，而不是生病期间。建议小儿肺炎患病期间，尤其是急性期应该注意卧床休息，保持室内空气清新，避免剧烈运动、过度劳累，这样有利于恢复健康。此外，肺炎后可造成气道高反应性，剧烈活动后可能会加重咳嗽。肺炎恢复期可以逐渐恢复运动，稍大一些的孩子可以逐渐增加户外活动，如快走、慢跑等。

细菌性肺炎，最怕细菌的耐药性

我说过，肺炎是 5 岁以下儿童死亡的主要原因，如果说得再仔细的话，全球 5% 的 5 岁以下儿童死亡是由于肺炎链球菌引起的，它是细菌性肺炎的主要病原。也可以说，引起儿童死亡的主要原因是细菌性肺炎。

既然是细菌，是不是把自己或孩子变成"洁癖"就可以了呢？

如果你多了解一下细菌性肺炎，也许就不会问出这样的问题了。

1881 年，人类就已经分离出肺炎链球菌了，但 100 多年的时间里，医学不断进步，却并未有效制止它的肆虐。国内一项调查显示，2 ~ 4 岁的健康儿童中，肺炎链球菌的检出率达到 43% 以上。也就是说，四成的儿童在身体健康的时候，肺炎链球菌就已经寄生在他们的鼻咽部。一旦抵抗力下降，肺炎链球菌就会立刻兴风作浪。

肺炎链球菌引起的疾病不只是肺炎，它还可以引起中耳炎、鼻窦炎，甚至透过血脑屏障引起细菌性脑膜炎，导致肢体瘫痪等。2016 年肺炎链球菌造成了 23 100 例脑膜炎死亡病例。国内 2015 年的研究显示，在 5 岁以下儿童中，肺炎链球菌造成了 21 万多例严重病例，其中死亡病例 7 000 例。更可怕的是，现在肺炎链球菌的耐药性越来越强，这次用一种药物可以治好，下次再患病，需要用两种或一种威力更强的抗生素才能治好，这给医生带来很多治疗上的挑战，也延缓了宝宝痊愈时间。

细菌性肺炎家族的主要成员

细菌性肺炎的症状变化较大，可轻可重，这决定于病原体和宿主的状态，常见症状为咳嗽、咳痰或原有呼吸道症状加重，并出现脓性痰或血痰，伴或不伴胸痛。引起小儿肺炎的细菌包括：肺炎链球菌、流感嗜血杆菌、化脓性链球菌、金黄色葡萄球菌、百日咳杆菌、革兰阴性肠道细菌、口腔厌氧菌、β族链球菌、脑膜炎奈瑟菌、嗜肺炎军团菌、肺炎克雷伯杆菌、铜绿假单胞菌、结核分枝杆菌等。最常见的细菌性肺炎有肺炎链球菌肺炎、流感嗜血杆菌肺炎和金黄色葡萄球菌肺炎。

1. 肺炎链球菌肺炎

肺炎链球菌肺炎，皆为原发性，多见于3岁以上小儿，对婴幼儿来说，它常引起支气管肺炎。气候骤变时，孩子抵抗力降低，发病较多，因此冬春季多见。起病多急剧，突发胸痛、高热、食欲差、疲乏和烦躁不安，体温可高达 $40 \sim 41℃$，呼吸急促达 $40 \sim 60$ 次 / 分，呼气呻吟，鼻翼扇动，面色潮红或发绀，呼吸时胸痛。最初数日，咳嗽不重，无痰，后可有铁锈色痰。铁锈色痰液的形成主要和红细胞破坏后含铁血黄素增高有关，多见于大叶性肺炎。大叶性肺炎的红色肝样变期，肺泡壁毛细血管扩张充血、通透性增加，肺泡腔内充满纤维素（少量）和大量红细胞，而红细胞被巨噬细胞吞噬、崩解后，形成含铁血黄素并随痰液咳出，致使痰液呈铁锈色。

患有肺炎链球菌肺炎的少数患儿还会出现头痛、颈项强直等脑膜刺激症状。重症时可有惊厥、谵妄及昏迷等中毒性脑病表现，常被误认为中枢神经系统疾病。未经适当治疗的患儿会发生脓胸、肺脓肿、心肌炎、心包炎等并发症的危险。

检查项目：胸部 X 线检查可见均匀而致密的大片阴影，占全肺叶或一个节段；血常规白细胞及中性粒细胞增高，可高达 $20 \times 10^9/L$ 以上；C- 反应蛋白明显增高。

2. 金黄色葡萄球菌肺炎

顾名思义，金黄色葡萄球菌肺炎是由金黄色葡萄球菌所致的肺炎，本病大多并发于葡萄球菌败血症，多见于婴幼儿及新生儿，年长儿也可发生。以冬春两季上呼吸道感染发病率较高的季节多见。儿童尤其是新生儿免疫功能不全，是金黄色葡萄球菌感染的重要易感因素。在上呼吸道感染出现 1～2 天或肺部出现小脓疱数日至一周后，突然出现高热，新生儿可出现低热或不发热。

金黄色葡萄球菌肺炎发展迅速，表现为呼吸和心率增快、呼气呻吟、咳嗽、面色发绀等。有时可有全身皮肤弥漫性充血性皮疹及消化道症状，如呕吐、腹泻、腹胀等。患儿可有嗜睡或烦躁不安的情况，严重者可出现惊厥，甚至呈休克状态。当肺炎初起时，临床症状已经很重，而 X 线征象却很少，仅表现为肺纹理粗重，一侧或双侧出现小片浸润影。当临床症状已趋明显好转时，在胸片上却可见明显病变，如肺脓肿和肺大泡表现，胸片上病灶阴影持续时间较一般细菌性肺炎长，一般 2 个月左右阴影仍不能完全消失。

血常规检查白细胞一般为（15～30）×10^9/L，白细胞内可出现中毒颗粒，中性粒细胞增高；半数小婴儿白细胞可降低至 5×10^9/L 以下，而中性粒细胞百分比仍较高。白细胞总数降低多提示病情严重。C- 反应蛋白增高。

并发金黄色葡萄球菌脑膜炎或心包炎或张力性气胸一般预后较差，病死率高达 10%～20%，并发脓胸、脓气胸预后较好。由于现在抗生素强有力的应用，细菌侵入肺泡引起的大叶性肺炎已经很少见了，引起脓胸、肺脓肿等严重并发症也比较少见。如果家长为孩子治疗及时，更轻的并发症也不会出现。

3. 革兰阴性杆菌肺炎

由革兰阴性杆菌引起的肺炎多见于新生儿及小婴儿，常见的细菌有大肠杆菌、肺炎克雷伯杆菌和铜绿假单胞菌。凡原有肺炎好转后又见恶化或原发病迁延不愈时，应怀疑革兰阴性杆菌肺炎。革兰阴性杆菌肺炎虽可归为一类，但不同病原体的荚膜抗吞噬能力、内毒素及外毒素等因素均有差别，以致其毒力和致病能力强弱不同，临床表现及病情发展也不尽相同。

大肠杆菌肺炎 多为间质性肺炎，肺间质有多种细胞浸润，临床表现为全身症状重，脉搏增快常与发热不成比例，新生儿体温低于正常；有大肠杆菌败血症者，易见循环衰竭；胸部 X 线检查多呈双侧支气管肺炎；脓胸常见，肺脓肿少见。预后较差，病死率可高达 50% 左右。

铜绿假单胞菌肺炎 一种坏死性支气管肺炎，多发生于患严重心肺疾病的患儿、早产儿、粒性白细胞缺乏或免疫缺陷的患儿，以及长期应用抗生素治疗的患儿。病情发展迅速，病死率极高。临床特点如下：出现寒战、中度发热、中毒症状、咳嗽、呼吸困难和面色发绀；排出大量脓性绿色痰液，可有咯血；脉搏与体温比相对缓慢；轻度白细胞升高，约 1/3 患儿白细胞可减少，并可见贫血及黄疸；胸部 X 线检查可见结节状浸润阴影及许多细小脓肿，可融合成大脓肿。

小儿肺炎的治疗原则

一般治疗 加强护理，保持环境安静、清洁，保证休息，多饮水，饮食方面要清淡、易消化，病程较长的需加强营养。

抗感染治疗 根据不同的病原体选用敏感的药物，细菌感染选择抗生素治疗，病毒感染选择干扰素等抗病毒药物治疗。

对症治疗 如发热时给予退热药及物理降温；咳嗽、咳痰时给予化痰止咳药物，出现剧烈咳嗽或喘息时可以给予雾化止咳平喘。

重症肺炎治疗 如反复持续高热、剧烈咳嗽、肺内病变严重或精神反应减弱，以及诊断为新生儿肺炎后，应及时住院治疗，由专科医生制定治疗方案。

细菌性肺炎的抗菌治疗原则

1. 有效和安全是选择抗菌药物的首要原则。

2. 在应用抗菌药物前，采集合适的呼吸道分泌物或血标本进行细菌培养和药物敏感性试验，以指导治疗；在未获得培养结果前，可根据经验选择敏感药物。

3. 选用肺组织浓度高的抗菌药物。

4. 轻症患者口服抗菌药物有效且安全，对重症肺炎或因呕吐等致口服难以吸收的，可考虑静脉应用抗菌药物。

5. 适宜剂量，合适疗程。

6. 重症患儿宜静脉给药，联合用药治疗。

常用的抗菌药物

1. 青霉素类

阿莫西林、青霉素 G、青霉素 V 钾、哌拉西林。

2. 青霉素类 / 酶抑制剂

阿莫西林 / 克拉维酸、氨苄西林 / 舒巴坦、哌拉西林 / 舒巴坦。

3. 头孢菌素

第一代：头孢羟氨苄、头孢唑林、头孢氨苄、头孢拉啶。

第二代：头孢克洛、头孢呋辛、头孢孟多。

第三代：头孢地尼、头孢克肟、头孢曲松、头孢噻肟、头孢哌酮舒巴坦。

第四代：头孢吡肟。

4. 大环内酯类

阿奇霉素、红霉素、克拉霉素。

5. 碳青霉烯类

美罗培南、亚胺培南、厄他培南。

6. 万古霉素、利奈唑胺

抗菌药物选用原则：根据不同病原体选择敏感抗菌药物。

肺炎链球菌 青霉素敏感菌（肺炎链球菌对青霉素敏感），选择青霉素或阿莫西林；青霉素中介（肺炎链球菌对青霉素敏感性较弱），选择大剂量青霉素或阿莫西林；青霉素耐药（肺炎链球菌对青霉素不敏感），首选头孢曲松、头孢噻肟、万古霉素；患儿对青霉素过敏，选择大环内酯类抗生素，如红霉素、阿奇霉素等。

金黄色葡萄球菌 甲氧西林敏感菌（金黄色葡萄球菌对甲氧西林敏感），首选苯唑西林钠或氯唑西林；甲氧西林耐药（金黄色葡萄球菌对甲氧西林不敏感），选用万古霉素或利奈唑胺。

流感嗜血杆菌 首选阿莫西林/克拉维酸、氨苄西林/舒巴坦。

大肠埃希菌和肺炎克雷伯杆菌 这两种菌不产生超广谱 β-内酰胺酶菌，首选头孢他啶；产生超广谱 β-内酰胺酶菌，首选亚胺培南、美罗培南。

铜绿假单胞菌 首选替卡西林/克拉维酸。

卡他莫拉菌 首选阿莫西林/克拉维酸。

肺炎支原体和衣原体 首选大环内酯类抗生素，如阿奇霉素、红霉素等。

使用抗生素一般应持续至体温正常后 3～5 天，症状体征消失后 3 天停药。支原体肺炎至少使用抗菌药物 2～3 周，葡萄球菌肺炎在体温正常 2～3 周可停药，一般总疗程至少 4～6 周。

肺炎常用抗生素的不良反应

1. 常见的不良反应

过敏：皮肤皮疹或黏膜水肿，停药后消失。

胃肠道反应：恶心、呕吐、食欲减退、腹痛等。

其他：静脉给药可能会出现静脉炎、注射部位疼痛、头晕、头痛。

2. 少见的不良反应

阿奇霉素：潜在致死性心律失常。

美罗培南：神经系统症状。

厄他培南、亚胺培南：癫痫。

头孢哌酮舒巴坦：维生素 K 减少而引起的出血。

虽然家长手边没有听诊器，也没有受过医学培训，但听孩子呼吸声也总能听出异样来。比如，喉咙那里有痰，婴幼儿呼吸时就会发出"呼噜"的声音。如果肺部有炎症，宝宝咳嗽时，也能听出咳嗽比较"深"，像发自肺部的"呻吟"。异常的呼吸声或者咳嗽声，再加上长时间的咳嗽、发热等易察觉的表现，家长很可能会往肺炎上考虑。但是，即使家长猜对了炎症部位，也无法猜到是细菌还是病毒导致的。

有家长会说："诊断不是医生的事情吗？照顾孩子起居就很累了，还需要学习医学知识吗？"

其实，家长是孩子的"首诊医生"，如果提前了解疾病知识，通过宝宝的异常表现就能快速判断孩子是否患病，一旦怀疑是疾病状态，也能在最佳治疗时间就诊，这样就能让宝宝快速康复，甚至可能会挽救孩子的性命。

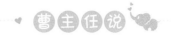

　　日常生活中，细菌无处不在，食物中、空气中、身体里都有它的存在。婴幼儿抵抗力差，很容易发生细菌感染。我们作为家长，让自己和孩子做一个"洁癖"，远不如增强孩子的抵抗力更有用。而增强抵抗力的方法之一就是让他们"淘气"，家长不要过于限制他们"这里不能跑，那里不能跳"，把他们养成柔弱的"小绅士""小公主"，要鼓励他们奔跑，撒欢。孩子在欢笑中可以锻炼呼吸功能；在跑跳过程中可以锻炼肌肉；在攀爬和撒欢中增强血液循环，提高脏器的营养和功能。与磕磕碰碰相比，增强免疫力能让孩子的未来少生病，家长少操心。不过要记得，等他们玩够了，出了汗时，要注意不要立刻吹空调，要擦干孩子身上的汗，待孩子平静了之后再给他们洗一个温水澡。当然，孩子玩耍过程中，小脏手是不能揉眼睛，也不能放嘴里的。

治疗重症肺炎，需要十八般武艺

谁都希望自己的孩子能被世界温柔以待，生活过得简单、幸福、快乐。但肺炎，从不会善待我们的孩子，也从不会可怜辛苦哺育宝宝的家长们，更不会对奋战在一线的医生们示弱。在宝宝越来越虚弱，或者治疗力度不够时，轻症肺炎会毫不客气地转成重症肺炎，给宝宝无情的打击，挑战宝宝的身体承受能力。

重症肺炎的诊治过程

重症肺炎，除呼吸系统症状外，其他系统，如心血管系统、神经系统、消化系统等受累明显，全身中毒症状重，而且由于发病急、病情重、病程长，如抢救不及时或治疗不当均可造成死亡。通常情况下，早产儿、低体重儿，以及患有先天性心脏病、先天性畸形、营养不良或有遗传代谢病的宝宝患有肺炎之后容易发展成重症肺炎。说通俗点，重症肺炎是找"软柿子"捏。

在临床上，我们诊断小儿重症肺炎要看关键的两点：第一，是不是有严重的通气、换气功能障碍；第二，是否出现低灌注、休克或多脏器功能障碍。如果有其中一点，我们就会诊断宝宝为重症肺炎，并施行重症肺炎的治疗方案：

控制炎症　抗感染越早越好，联合用药、足量、足疗程，静脉给药，根据病原体选择敏感药物。

改善肺的通气功能 保持呼吸道通畅，必要时可给予无创或有创机械通气治疗，缓解呼吸肌疲劳。

对症支持治疗 密切监测患儿生命体征；退热；咳喘给予止咳化痰平喘药；给予氧疗及雾化吸入；烦躁不安时可适当给予镇静剂；可给予增强机体抵抗力和免疫力的药物；纠正水、电解质与酸碱平衡紊乱；对于病情较长或病情危重患儿，应注意加强营养，防止发生营养不良。

防治并发症 重症肺炎可出现多系统受累，常见的如腹泻、呕吐、腹胀等，较严重的有呼吸衰竭、心力衰竭、中毒性脑病、脓胸、脓气胸及脑膜炎等。因此，应密切监测患儿病情，及早发现并发症，给予相应治疗。

缺氧，是肺炎患儿致命的因素之一，缺氧患儿多有如下表现：

呼吸困难 呼吸费力，表现为鼻扇及三凹征，呼吸急促或病重患儿呼吸无力。

心率和血压改变 心动过速、血压增高是早期缺氧的表现，如果缺氧不能改善，心率、血压可出现下降。

烦躁不安 严重急性缺氧的表现，肺炎患儿出现原因不明的烦躁时应注意存在缺氧的可能，如缺氧不能及时改善，严重者可引起昏迷、惊厥。

皮肤色泽改变 口周发青、面色青灰或口唇甲床发绀是严重缺氧的表现，家长和医护人员都应密切注意观察患儿皮肤黏膜情况，及时给予氧疗，改善缺氧。

重症肺炎并发症的处理方案

1. 小儿肺炎伴腹胀

腹胀是肺炎患儿常见的伴发症状，主要表现为腹部持续膨胀并有张力。严重者可致横膈上升，压迫胸部，影响呼吸功能，加重肺炎患儿的缺氧症状。那么，肺炎患儿为什么会出现腹胀呢？原因如下：

水电解质紊乱 肺炎患儿由于发热、呕吐、腹泻、进食减少等，可出现电解质紊乱，主要为低钾血症，导致低钾性肠麻痹而出现腹胀。

消化功能失调 发热、缺氧、细菌毒素可引起微循环障碍及血液再分配受阻，致消化功能失调，肠管扩张无力而腹胀，肺炎感染严重时可出现中毒性肠麻痹。

肠道感染 由于抗生素的使用导致肠道菌群紊乱，正常的肠道大肠杆菌消失或明显减少，而其他菌群大量繁殖。另外，由于缺氧、缺血等影响，使肠黏膜对病原抵抗力下降，易出现肠道感染。

临床处理肺炎伴腹胀患儿的方法：

生活护理 抬高床头，减小腹腔脏器对横膈的压力。减食或半流质饮食，中毒性肠麻痹的患儿应禁食。

对症处理 可给予胃肠减压、肛管排气，对低钾所致腹胀给予补钾治疗。

2. 小儿重症肺炎合并心力衰竭

患重症肺炎的婴幼儿及合并先天性心脏病的肺炎患儿，常易发生心力衰竭。肺炎时发生心力衰竭的机制主要有三方面：

肺动脉高压 肺炎缺氧引起肺动脉高压，使右心室后负荷增加。

心肌损害 炎症导致心肌损害，收缩力减弱，心脏排血量减少。

水、钠潴留 患肺炎时，抗利尿激素分泌物增多，尿量减少，钠、水潴留，血容量增多，心脏负荷会加重。

临床治疗肺炎合并心力衰竭的方法：

生活治疗 患儿应卧床休息，尽量避免烦躁、哭闹，必要时可应用镇静剂；给予易消化及营养丰富的食物；吸氧。

病因治疗 积极控制感染。对于肺炎患儿有巨大室间隔缺损、动脉导管未闭，又合并心力衰竭时，应在控制心力衰竭、肺炎后治疗先天性心脏病。由于近年来介入疗法和心脏微创手术的开展，对于上述先天性心脏病合并心力衰竭药物治疗效果不佳时，也可先治疗先天性心脏病。

正性肌力药 包括洋地黄类药物，儿科以地高辛为首选。对肺炎合并心力衰竭有血压下降者，可使用多巴胺或多巴酚丁胺。此外，磷酸二酯酶抑制剂，如米力农亦在临床中应用。

利尿剂 常用噻嗪类利尿剂和保钾利尿剂。

血管扩张剂 主要用于心室充盈压增高的患儿，常用的如酚妥拉明。

血管紧张素转换酶抑制剂和血管紧张素Ⅱ受体拮抗剂 常用的如卡托普利。

β-受体阻滞剂 如美托洛尔。

保护心肌 使用营养心肌及改善心肌代谢的药物，如磷酸肌酸、辅酶Q_{10}等。

3. 小儿重症肺炎合并急性中毒性脑病

急性中毒性脑病是重症肺炎常见的并发症之一，是导致重症肺炎呼吸衰竭加重和死亡的主要原因。发病机制目前认为主要是因为缺氧使得脑血管痉挛，引起脑血流严重不足，进一步加重脑组织缺氧，导致脑组织代谢紊乱及脑水肿。此外，病原体产生的毒素对中枢神经系统的损害可引起脑血管微循环障碍。

由于脑部病变的轻重程度不同，故急性中毒性脑病的临床表现多种多样。患儿可表现为头痛、呕吐、烦躁或嗜睡、面色苍白、惊厥，甚至昏迷。脑脊液检查除压力增高外，其余无明显异常。

小儿重症肺炎合并急性中毒性脑病的治疗方法：

积极治疗原发病 对于昏迷病人应吸痰，保持呼吸道通畅，及时吸氧，减轻脑水肿，必要时行气管插管。

脱水治疗 常使用甘露醇降低颅内压、减轻脑水肿。同时还可应用利尿剂，记录出入量，使患儿处于轻度脱水状态。

止痉 尤其是癫痫持续状态时必须及时控制发作。病情稳定后此类药物应逐渐减量，以免引起不良反应。

肾上腺糖皮质激素　有快速减轻水肿的作用，宜短期使用。

抗氧化剂　如维生素 E、维生素 C 及叶酸等，对本病代谢障碍有好处。

恢复脑细胞功能　可使用神经节苷脂、胞二磷胆碱等。

必要时使用糖皮质激素

重症肺炎患儿，在出现如下情况时，医生会使用糖皮质激素治疗：

> ——严重喘息、呼吸困难或呼吸衰竭；
>
> ——感染中毒症状严重、中毒性休克、中毒性脑病（脑水肿）、中毒性心肌炎；
>
> ——胸膜有大量渗出；
>
> ——在应用足量抗生素的同时，可加用糖皮质激素治疗。

治疗效果取决于哪些方面？

当肺炎诊断明确，开始进行治疗时，作为患儿家长，最关心的莫过于以下几方面：我的孩子什么时候能痊愈？怎么能让孩子的病好得更快一些？为什么现在用了药却依然没有好转呢？其实，肺炎治疗效果的好坏取决于多个方面。

感染病原的毒力　感染病原的毒力强弱不同，导致病原感染后引起的临床表现的轻重不一，如有些病原感染后仅仅引起上呼吸道感染，而有些病原则易导致严重的下呼吸道感染。即使为同一种病原，不同血清型亦可引起轻重不同的临床症状。

患儿自身免疫功能　患儿自身的免疫功能在肺炎的治疗效果中起到重要

的作用。患儿自身免疫功能差，如先天性免疫缺陷病的患儿，或者因为使用糖皮质激素或免疫抑制剂而出现后天性免疫功能降低的患儿，易出现重症感染及感染治疗效果欠佳的情况。

诊治是否及时　这一点对于重症肺炎的患儿尤为重要。重症肺炎往往起病急，病情进展快，常常伴有多系统功能不全甚至衰竭，因此，及早有效的治疗是决定治疗效果的重要方面。而重症感染的患儿常常有一定的临床特点，需要家长及时识别，如出现高热不退、精神萎靡、嗜睡、烦躁、惊厥、面色苍白、呼吸急促、呼吸困难等表现时，家长一定要带患儿及时就诊。

抗生素使用是否得当　对于细菌感染，抗生素的使用是药物治疗中最重要的方面。抗生素的选择是否合理直接影响到药物的治疗效果。因此，在临床中，我们要尽可能地明确病原，根据病原学及药敏试验合理选择抗生素。

其他方面　如护理人员应注意屋内通风换气、消毒隔离、减少探视等，避免患儿二次感染；勤翻身拍背，帮助患儿排出分泌物；给予合理营养的饮食，帮助患儿身体康复。

治疗结束后一定要复诊

肺炎患儿治疗结束后还是建议复诊的。因为一些患儿出院时或是末次就诊时肺部体征、影像学、肺功能，以及生化、凝血等指标未完全恢复正常，通过复诊查体及复查相应辅助检查，可以对患儿肺炎恢复情况进行评估。

有的患儿出院后或停药后病情有可能出现反复或变化，通过复诊时查体及血常规、影像学等检查可以及时发现问题，及时治疗。再有一些重症肺炎可能会留有后遗症，如闭塞性细支气管炎、闭塞性支气管炎、肺不张、支气管扩张等，需要通过复诊对患儿的症状、体征有所了解，并通过胸部影像学、肺功能等检查对患儿预后进行监测及评估。

复诊的时间根据患儿肺炎情况而定，一般的肺炎 1 ～ 2 周后复诊。如果恢复得顺利，以后就不用复诊了，如果恢复不好，后面还要酌情复诊。一些重症肺炎患儿随诊的时间更长，可能要一两年或更长。

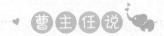

曹主任说

　　肺炎依据病情可分为轻症肺炎和重症肺炎。大多数肺炎均为轻症肺炎，经过治疗后均能痊愈，不危害儿童的生命健康，对其生长发育及远期生活质量无影响。但是婴幼儿合并基础疾病如营养不良、先天性心脏病，患重症肺炎时有可能危及生命，在恢复期有可能遗留并发症，如肺坏死、肺不张、肺脓肿等，均可能影响患儿生长发育及远期生活。还有一部分儿童，因其基础疾病如重症肌无力、脊肌萎缩、先天性心脏病等，可反复发生肺炎，直接影响其生活质量及预期寿命，故应积极预防感染，积极治疗原发病，加强呼吸道护理，改善生活质量。

肺炎痰多，排痰不能等咳出来

成人气管及肺内有发育完善的纤毛，可以将异物和过多的分泌物以痰的形式运送到咽喉部，刺激人体产生咳嗽反射，将痰咳出。婴幼儿的这种排痰能力很差，一旦大量的痰液和病菌堆积在呼吸道内，排不出去，会加重肺炎患儿的病情。

大一些的孩子通过咳嗽、咳痰可以把呼吸道内过多的分泌物排出，对呼吸道起到保护作用，若为了止咳用了镇咳药反而会使痰液潴留在呼吸道内，所以在祛痰还是止咳的权衡中，我们更倾向于先给孩子排痰，然后再考虑止咳的事情。对于年龄较大的患儿，要多加鼓励患儿咳痰，即通过咳嗽来清除呼吸道的分泌物。患有肺炎时，应多用祛痰药，少用镇咳药（尤其是含可待因类的止咳药）。对于年龄较小的患儿，若条件允许可以竖着多抱抱，以免肺部长时间受压，发生坠积性充血，使肺炎加重。家长应定时给宝宝翻身、拍背，以助排痰。如果喉中有痰鸣、气急、咳痰不畅，应及时吸痰，防止窒息。如痰液较黏稠，宜多饮水，倘若口服困难，可适当补液以稀释痰液，同时口服祛痰药物。

家人在为肺炎患儿拍背排痰时要掌握3个要点：

最佳时间　拍背排痰的最佳时间是清晨起床后。夜间由于体位关系，呼吸道内会沉积大量痰液。平时拍背应在孩子吃奶、进食前进行，以防由于震荡过度造成呕吐，影响营养吸收。另外在雾化治疗结束后拍痰效果会更好。

最佳姿势　拍背时建议宝宝采取头低脚高位，可以趴在家长腿上或者将宝宝下半身垫高，这样有利于痰液向上气道移动。拍时手要五指并拢，微微蜷起，形成中空状，这样宝宝不会感到疼痛。拍背时应将两肺的上下、左右都拍到，由下向上拍，着重拍肩胛下部位，也就是肺底部，这里是更易沉积液体的部位及发生病变的区域。每天 3～4 次，每次 10～15 分钟。

最佳力度 拍背力量应均匀，力度适中，以发出"啪、啪"的响声为度，否则没有效果。用正确的拍背方法，患儿不会感觉疼痛，反而会感觉舒服。但对体质虚弱的小儿应区别对待。有的家长担心孩子不会吐痰，拍背后痰液还是出不来。其实当痰出来后，有些宝宝并不咳出，而是咽了下去。相比痰液堆积对肺的影响，痰液对消化系统的影响还是很小的，或者忽略不计的。

近年来，随着医学技术的发展，除了基础的口服或静脉注射药物治疗外，还出现很多其他辅助排痰的方式。

雾化吸入治疗 近年来，雾化吸入疗法在临床上被广泛应用，特别是小儿肺炎的治疗。雾化吸入给药是通过雾化装置将药液喷成雾状颗粒直接吸入至各级气管和肺，达到抗感染、化痰、平喘的目的。其操作简单方便，患儿无痛苦，疗效可靠，且局部用药，用量小，不良反应少。目前，临床上可以经雾化吸入的药物越来越多，主要是支气管舒张剂、吸入激素、祛痰剂等。

胸壁震荡排痰仪 呼吸道感染时，气管壁发生炎性水肿，致使管壁变厚、管腔变细，同时会分泌大量痰液，而痰液聚集造成炎症持续发展，气道狭窄、阻塞，严重时危及生命。婴幼儿和使用镇静药物、患神经肌肉疾病的患儿往往咳痰费力，胸壁震荡排痰仪可帮助痰液排出。

肺部超短波理疗 能够促进局部血流加速，改善微循环和淋巴循环，提高细胞膜通透性，消除炎症的病理产物，减少趋化性反应，增强白细胞吞噬功能，帮助肺部啰音吸收，促进肺部炎症吸收。

纤维支气管镜治疗 纤维支气管镜在肺炎的治疗中应用越来越广泛。其作用包括：

——可于气道深部留取痰液标本，完善病原学检查；

——帮助清除深部气道分泌物，减轻气道阻塞，改善气道炎症，可用于治疗肺不张、塑形性支气管炎、支气管扩张症合并感染；

——可明确肺炎后气道狭窄、闭塞，并可进行治疗；

——可通过纤维支气管镜向气道内注入药物进行治疗。

虽然肺炎这个历史悠久的疾病并未被彻底征服，但我们在肺炎的诊断和治疗上也并未停滞不前，而是取得了许多新进展。在病原学方面，对于引起肺炎的病原可在分子水平上鉴定病原培养及药敏，帮助临床更快明确致病原及指导临床治疗。在治疗方面，有效抗菌、抗病毒药物，无创呼吸机的应用，呼吸道的管理，纤维支气管镜的应用，能够缩短肺炎病程，减少并发症发生，提高患儿的康复速度。

偷偷出血的特发性肺含铁血黄素沉着症

痰液是肺泡、支气管和气管产生的分泌物，在呼吸道中起到保持呼吸道湿润的作用，而且分泌物还可以起到屏障作用，粘住从空气中吸入呼吸道的病菌和灰尘，其所含的"溶菌酶"还可以杀死病菌，保护呼吸道的健康。健康状态下，人是不咳痰的，如果呼吸道黏膜和肺泡受刺激时，可有痰液混入唾液或鼻腔分泌物排出来。如果生病的话，在痰液中可以查到细菌、肿瘤细胞、血细胞。痰液检查也可以作为临床的辅助诊断项目。

在家里，即使我们没有检查仪器，但通过肉眼观察，也可以根据痰液的性状、颜色，对疾病有个大概的了解。

看痰液辨别疾病

1. 痰液量

没有 没有或有少量泡沫或黏液样痰，通常表示呼吸道健康。

痰液多 见于慢性支气管炎、支气管扩张、肺脓肿、肺结核等。

减少 痰液从多变少，表示病情好转。

突然增加并呈脓性 见于肺脓肿或者脓胸破入支气管腔。

2. 痰液气味

无气味 表示正常。

血腥味 多为血性痰。

恶臭 支气管扩张合并厌氧菌感染时可有恶臭。

特殊臭味 见于晚期肺癌。

3. 痰液颜色

无色或灰白色 表示正常。

红色或棕红色血性痰 见于肺癌、肺结核、支气管扩张等；粉红色泡沫样痰见于急性肺水肿。

铁锈色痰 见于大叶性肺炎、肺梗死。

黄色 见于化脓性支气管炎、金黄色葡萄球菌肺炎、支气管扩张、肺结核等。

黄绿色 见于铜绿假单胞菌或干酪性肺炎。

棕褐色 见于阿米巴肺脓肿、慢性充血性心力衰竭、肺淤血。

4. 痰液性状

黏液性痰 见于支气管炎、支气管哮喘、肺炎等。

浆液性痰 见于肺水肿、肺淤血。

脓性痰 见于呼吸系统化脓性感染，如支气管扩张、肺脓肿、脓胸向肺组织溃破。

血性痰 见于痰中混有血丝或血块，如咳出纯粹的血液或血块称为咯血。血性痰见于肺结核、支气管扩张、肺癌、肺吸虫病等。

呼吸道疾病比较复杂，疾病的不同时期，痰液的量、性状、颜色等也会有所不同。而且，不同的呼吸道疾病，痰液表现很可能类似，肉眼很难辨别，当然，更无法指导治疗。临床上还有一些非常少见的肺部疾病，如果从痰液表现上来看，谁也无法联想到它。比如，临床上就有一种少见且原因不明的呼吸系统肺部疾病——特发性肺含铁血黄素沉着症（IPH），从患病年龄上看，主要在儿童期，初发年龄多数在婴幼儿及学龄前。从患病表现上来看，患儿多数表现为反复咳嗽、痰中带血或咯血。由于没有明显的特异性表现，所以这个疾病很容易被误诊。

月月（化名）的故事

8 岁的月月在 2019 年的春节过后，走路没劲儿，稍稍跑跳就开始大口喘气，偶尔头晕，吃饭的胃口不佳，脸色也偏黄。有一天，突然发热，体温最高达 39℃，随后便出现咳嗽，咳出的痰中带有暗红色血丝。家长吓得不行，很快就将月月带到了当地医院检查。检查血常规后发现，血红蛋白才 5 克多，X 线胸片显示双肺纹理增强，心电图提示心率快。当地医院诊断为"肺炎"和贫血，给开了抗生素和铁剂，服药后逐渐退热，咳嗽也减轻了，大家都认为治愈便出院回家了。出院后月月坚持口服铁剂补铁，但还是觉得没劲儿，不能参加剧烈活动，脸色依然黄，不久之后咳嗽再次出现了。

2019 年 3 月，家长又带着月月来到当地市医院住院治疗。这次医生给孩子做了更详细的检查，血常规提示血红蛋白才 4 克多；生化、凝血、免疫功能和风湿因子都大致正常；铁代谢检查显示铁储存降低；胸部 CT 双肺见多发斑片状模糊影和少许条缩影；骨髓涂片提示小细胞低色素性贫血；尿、胃含铁血黄素阴性。当地医院怀疑她患有特发性肺含铁血黄素沉着症，但没有确诊，医生给月月输血治疗后，建议她到北京再看看。

2019 年 4 月，月月再次出现发热，体温 38.5℃，伴有咳嗽，家长便带着月月来到了我们医院寻求进一步治疗。此时的月月精神稍差，面色、嘴唇苍白，体形消瘦，甲床苍白，呼吸急促，听诊呼吸音粗、心率快，血常规血红蛋白 5 克，炎性指标明显升高，痰病原检查提示有肺炎链球菌感染。我们先给她进行吸氧、输血、头孢呋辛抗感染的对症治疗。在入院后第 2 天，月月开始恶心，随后吐出了一些黄色黏液和暗红色血块，医生又给她用了止血和保护胃黏膜的药后才有所好转，体温也逐渐降至正常。为了确诊，找到出血原因，医生为她做了纤维支气管镜检查，发现她的肺部在活动性出血，便立即给她进行局部止血治疗，肺泡灌洗液送检染色显示含铁血黄素阳性。医生确诊，月月患了特发性肺含铁血黄素沉着症。直到这个检查结果出来后，月月乏力和咳嗽的原因也终于明确了。在进行泼尼松口服治疗 10 天后，复查肺部 CT 显示明显好转，而且乏力、咳嗽也缓解了，这次算是真的好转出院了。

认识一下特发性肺含铁血黄素沉着症

特发性肺含铁血黄素沉着症的特点为肺泡毛细血管反复出血，渗出的血液溶血，其中珠蛋白部分被吸收，含铁血黄素沉着于肺组织，引起肺重量增加，反复发作可引起肺弥漫性纤维化及心脏功能异常，甚至危及生命。临床特点是反复发作的咳嗽、气促、咯血和缺铁性贫血。

在急性发作期，可有呼吸急促、呼吸困难、咳嗽、咯血、心率增快、面色苍白等表现。年幼儿童咯血常不显著，甚至无咯血表现，但有肤色发作性苍白、全身无力的表现，检查有贫血等。

在急性发作的间歇期，可表现为慢性贫血、倦怠乏力、咳嗽等，少数患儿可有少量咯血。

由于部分患儿仅以面色苍白、贫血为突出表现，所以容易被误诊为普通的缺铁性贫血而延误诊治。

诊断该疾病需要一些检查，如血常规、X 线胸片、胸部 CT、纤维支气管镜、肺功能等，还需要与其他有类似表现的疾病相鉴别。

当您发现孩子出现反复咳嗽，并且伴随有痰中带血或咯血的情况时，请第一时间送往医院。

肺泡蛋白沉积症，可以让肺部洗出"牛奶"

别看孩子小，发生在他们身上的疾病，对于临床医生，甚至医学界都具有挑战性。我们经常说"早发现，早治疗"，但有些病别说是没有医学背景的家长早发现不了，很多临床医生遇到也很难早期诊断，更别说早期对症治疗了。下面就介绍一种起病隐匿、症状通常不典型，但后果严重、过程凶险的疾病——肺泡蛋白沉积症（PAP）。这种疾病就如它的名字一样，是一种由于富含磷脂的蛋白样物质沉积在肺泡及终末呼吸细支气管内，从而引发呼吸困难，威胁患儿生命的疾病。从发病原理上，就像尘肺，两者最终的结果都是阻碍肺泡换气，引发呼吸困难。

目前，这种疾病的病因尚不明确，临床中也比较少见，发病率为（0.036～0.370）/100 000，是一种罕见的疾病。2015 年 5 月，首都儿科研究所就收治了 1 例这样的患儿。

依依（化名）的故事

依依，是一个从出生就饱受病痛折磨的小男孩。出生后 40 分钟就出现呼吸急促的症状，在当地医院诊断为新生儿肺炎、右侧气胸、呼吸衰竭，住院治疗 26 天后才好转回家。

但是，依依回家后还是有呼吸速度快、呼吸费力的表现。在 4 个月、6 个月及 1 岁多的时候均因呼吸道感染住院治疗，每次当地医院都给予抗感染等常规治疗，但依依的病情总是反复加重。依依的爸妈非常担心，于是带他来到了我们医院，希望给孩子做出准确的诊断和治疗。

依依就诊于我们医院的时候，精神状态比较差，呼吸急促，面色青紫，口周发绀，可见鼻翼扇动、肋间隙回缩，双肺呼吸音稍粗，四肢末端青紫，手指远端增粗，有很明显缺氧的表现。各项实验室检查提示：血常规白细胞轻度升高，免疫功能较弱；支原体的效价轻度升高；胸部 CT 显示双肺弥漫斑片影，边界模糊，双肺下叶有片状磨玻璃密度影；腔静脉后可见明显肿大的淋巴结影；双肺腋窝可见增大淋巴结影。

入院后我们给予依依加温湿化氧气吸入、抗感染、雾化吸入、拍背排痰等治疗后，依依的精神状态逐渐好转，呼吸费力表现比入院时减轻，生命体征也逐渐平稳。于是我们在依依入院后的第 7 天对他进行了纤维支气管镜检查，肺泡灌洗液呈米汤样混浊液，放置后可见分层及蛋白样物，糖原染色阳性。

很不幸，结果显示依依患了肺泡蛋白沉积症。在依依入院后的第 14 天和第 21 天，我们再次对他进行了纤维支气管镜下的肺泡灌洗。入院第 24 天，加用重组人粒细胞巨噬细胞刺激因子雾化吸入，依依咳嗽、呼吸费力表现比入院时明显减轻。出院之后的第 1 个月、第 3 个月、第 4 个月和第 5 个月依依家长均带孩子回院复诊，情况一次次好转。

肺泡蛋白沉积症的诊断

临床表现 肺泡蛋白沉积症的临床表现没有特异性，主要以呼吸系统表现为主，并可能与普通的呼吸道感染表现类似，如咳嗽、咳痰等。如果经过常规治疗后，孩子仍然有活动后气短、长期咳白色泡沫样黏痰、乏力、消瘦、呼吸困难逐渐加重等表现，就应该警惕是否为这种疾病，如果家中还有同样表现的孩子，就更应该注意这种疾病的可能。

辅助检查　家长怀疑肺泡蛋白沉积症，应尽快带孩子去医院就诊，进行胸部 CT 检查，通过 CT 可以看到肺部"铺路石样""地图样"等典型表现。除了要进行上述谈到的胸部 CT 检查外，还需要进行纤维支气管镜检查。

肺泡灌洗　典型患儿的肺泡灌洗液呈乳白色或浓稠浅黄色液体，放置后分层，且 PAS 染色阳性。再结合患儿的临床表现、胸部 CT 等检查结果，就基本可以诊断该疾病了。

病理活检　有一些表现不典型的患儿，可以通过肺活检病理检查确诊。

目前的治疗方法

目前，肺泡蛋白沉积症有效的治疗方法是肺泡灌洗。通俗些讲，就是通过纤维支气管镜，将沉积在肺泡中的有害蛋白物质冲洗出去，从而改善患儿的症状。

此外，重组人粒细胞巨噬细胞刺激因子治疗、避免感染、营养支持、遗传咨询、心理干预等方法对于治疗肺泡蛋白沉积症的患儿也非常重要。

如果您身边的孩子有类似呼吸困难的症状，请一定及时来医院就诊，尽早诊断，及时治疗，为孩子的生命争取更多的时间。

肺炎疫苗，有几成防御作用？

目前，临床上肺炎疫苗主要有肺炎链球菌疫苗和 B 型流感嗜血杆菌结合疫苗，可避免 70% 的肺炎死亡，败血症与脑膜炎也明显减少。肺炎链球菌疫苗 2008 年引进国内，主要包括 7 价肺炎链球菌结合疫苗（PCV7）、13 价肺炎链球菌结合疫苗（PCV13）、23 价肺炎链球菌多糖疫苗（PPV23），主要预防肺炎链球菌引起的肺炎。

疫苗名称中所谓的"几价"，是疫苗能预防几种血清型的肺炎链球菌感染。7 价肺炎链球菌结合疫苗，能预防 7 种血清型的肺炎链球菌感染；23 价肺炎链球菌多糖疫苗，能预防 23 种血清型的肺炎链球菌感染。常用的肺炎链球菌疫苗预防的肺炎链球菌型如图 6–11 所示。

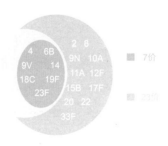

图 6-11　肺炎链球菌疫苗预防的肺炎链球菌型

看图 6–11 是不是表示"价数"越高，预防的范围越广呢？那给孩子直接注射"高价"的疫苗不就行了吗？不行！我先说一下它们自身的区别。

PPV23虽然预防的肺炎链球菌类型最多，但与PCV13、PCV7肺炎结合疫苗在生产方面有很大区别。PPV23是多糖疫苗，PCV13和PCV7都是结合疫苗。

多糖疫苗与结合疫苗又有何区别呢？

多糖疫苗　只含肺炎链球菌荚膜多糖抗原，不含载体蛋白，为T细胞非依赖性抗原，不能诱发T细胞依赖的免疫反应。由于2岁以下宝宝免疫系统发育尚不完善，所以对此疫苗缺乏有效的免疫应答。因此，多糖疫苗（PPV23）适用人群为2岁以上的高危宝宝，例如：

——患有可增加肺炎链球菌感染性疾病危险的慢性疾病者，如心血管疾病、肺部疾病、肝脏及肾脏功能受损者；

——免疫缺陷病人，如脾切除者或是由镰状细胞性疾病及其他原因引起的脾功能障碍者；

——霍奇金淋巴瘤患者。

所以说，2岁以上、没有重大疾病和免疫缺陷的宝宝接种PPV23意义不大。

结合疫苗　由肺炎链球菌荚膜多糖抗原与白喉类毒素载体蛋白结合构成，为T细胞非依赖性抗原，能有效刺激婴幼儿的免疫系统，使其产生足够的保护性抗体，并可以诱发宝宝的免疫记忆。

接种了肺炎疫苗是否就不会得肺炎了？

目前，临床上常用的肺炎疫苗主要是针对肺炎链球菌的部分常见血清型的。也就是说，如果感染的肺炎链球菌肺炎的血清型不包括在疫苗中，接种疫苗就起不到预防该类肺炎的作用。如果是其他的病毒、细菌、支原体等非典型病原感染引起的肺炎，接种肺炎疫苗后也无预防的作用，所以并不是接种了肺炎疫苗就不会得肺炎了，只能说接种肺炎疫苗能预防大部分肺炎链球菌感染引起的肺炎。

肺炎疫苗安全吗？

目前，我国常用的 PPV23、PCV7，以及近期上市的 PCV13 是比较安全的，暂未发现较严重的疫苗反应的报道。肺炎链球菌多糖疫苗和蛋白–多糖结合疫苗接种，一般只有轻微的局部红肿反应。PCV7 接种第 4 剂后，10% ～ 20% 的接种者可能出现局部反应，严重局部反应（局部肿胀影响肢体运动）发生率低于 3%。临床试验中，接种结合疫苗后 15% ～ 24% 的儿童 48 小时内可能出现发热，体温可大于 38℃，但往往因为同时接种了百白破疫苗，也可能是后者引起的发热。PCV7 上市后，不良反应事件上报率为 13.2/100 000，多数为发热、注射局部反应、烦躁、皮疹和荨麻疹。PCV13 的临床试验结果表明，其接种不良反应种类、严重程度都与 PCV7 相似。

如何注射肺炎疫苗呢？不同肺炎疫苗类型的接种年龄、剂量及方法如表 6-3 所示。

表 6-3　不同肺炎疫苗的区别

疫苗类型	PPV23	PCV7	PCV13
接种年龄	≥ 2 岁	0 ～ 5 岁	≥ 2 月龄
接种剂量	0.5 mL	0.5 mL	0.5 mL
注射方式	肌内注射或皮下注射	肌内注射	肌内注射
接种方法	单剂；具有感染危险因素者，5 年后可重复接种	2、4、6、12 ～ 15 月龄各接种 1 剂；24 ～ 59 月龄未能完成接种的接种 1 剂	2、4、6、12 ～ 15 月龄各接种 1 剂；替代 PCV7
储存	冷藏	冷藏	冷藏

宝宝接种过肺炎疫苗之后，通常无须再接种，只有 10 岁以下脾切除或患有镰状细胞性贫血症的儿童需要再接种。对未曾接种过肺炎疫苗，但患过肺炎链球菌肺炎的患儿，由于病好之后，仅对已感染过的肺炎链球菌血清型有免疫力，而对其他血清型的肺炎链球菌还是没有免疫力，所以建议即使患过肺炎的宝宝，也要接种 13 价肺炎结合疫苗。

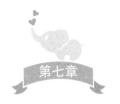

第七章

哮喘

诊治层层突破，让生活甘之如饴

需要家长注意的是，不是每个人都适合长时间待在空调房中。特别是患哮喘的孩子，长期待在空调房中或者不正确地使用空调，都很容易诱发哮喘。

这样的"咳嗽"不是咳嗽，是哮喘

在儿科门诊，经常会遇到反复咳嗽的患儿，尤其在夜间咳嗽频繁，辗转诊治，用过许多抗生素或其他药物，咳嗽时断时续并不去根，让家长焦虑已久。然而，反复咳嗽大于4周即为慢性咳嗽，其具体病因较为复杂，还需综合考虑最终确诊。还有一种情况，这种喜欢夜间发作的反复"咳嗽"，不是咳嗽而是哮喘，所以用抗生素治疗总不好。由于哮喘的症状是非特异性的，有的哮喘患儿常被诊断为支气管炎、肺炎等，经过一系列的抗生素及对症治疗总不见好转，所以小儿哮喘的诊断是至关重要的。

认识一下儿童支气管哮喘

支气管哮喘简称哮喘，是儿童时期最常见的慢性呼吸道疾病，有慢性反复发作的特点，严重影响小儿身心健康。从医学角度来看，哮喘是多种细胞和细胞组分共同参与的气道慢性炎症性疾病，这种慢性炎症导致气道反应性增加，出现广泛多变的可逆性气流受限。临床上表现为反复发作性喘息、气促、胸闷或咳嗽等症状，常在夜间和清晨发作或加剧，多数患儿可经治疗缓解或自行缓解。

哮喘的主要症状是喘息，但喘息不一定是哮喘，一个更恰当的观点应该是"有喘息症状者，在排除其他疾病之后，应首先考虑哮喘"。哮喘起病可呈急性，也可以呈慢性发作。轻度的仅表现为咳嗽、喘息。重度的表现为呼吸增快，烦躁不安，呼吸困难，发绀，冷汗淋漓，坐位时耸肩曲背，呈端坐样呼吸，行走困难，甚至不能说话，心动过速、奇脉等。当患者极度呼吸困难时，哮喘最重要体征——喘息可以不存在，用支气管舒张剂后才表现出喘息。典型的胸部听诊，可闻及双肺散在或弥散性以呼气相为主的哮鸣音，呼气相延长。

然而在日常生活中，我们发现有些孩子不典型的症状可能也在提示哮喘。例如，在接触某些过敏原、冷空气、物理或化学刺激后，以及呼吸道感染后，甚至运动中或运动后，孩子出现咳嗽、气促、呼吸困难，甚至有时喉部发出"吱吱"的似拉弦样的声音，极有可能提示患有哮喘。还有一部分孩子不出现咳嗽、喘息，往往自诉胸闷、胸痛，家长观察到孩子经常不自主地长叹气、大喘气等情况，极有可能患有哮喘。另有一部分孩子，咳嗽时间超过一个月，用抗生素治疗不见好转，咳嗽主要是每天清晨或夜间加重，也极有可能是哮喘的一种类型——咳嗽变异性哮喘。

如上，我们可以看出，哮喘有典型与不典型之分，不是所有的哮喘都表现为喘息、呼吸困难，还有可能有非典型症状。家长若观察到孩子有上述情况，建议到儿童呼吸内科门诊或过敏性（变态反应性）疾病专科门诊就诊。

哮喘容易夜间发作的原因

哮喘患者常在夜间发作或加重，甚至死亡，确切的原因目前还不清楚。近年来许多研究提示，这些患者气道反应性增高和气道炎症均特别明显。由于人体内分泌和介质浓度的节律变化，夜间引起支气管收缩的介质浓度升高而舒张支气管的介质浓度降低，同时睡眠状态下迷走神经兴奋，作用于支气管平滑肌，可引起支气管痉挛。以上变化对健康儿童并无影响，但哮喘患儿的气道反应性较健康儿童增高，轻微刺激即可引起气道收缩，导致哮喘发作。

此外，夜间气道感受器功能减退，气道分泌物排泄不畅，可导致分泌物蓄积，刺激气道。合并鼻窦炎或副鼻窦炎的患儿如睡眠时体位不当，易吸入呼吸道分泌物，引起支气管痉挛。如果使用动物羽毛填塞的枕头、褥子、被子等，患者对其过敏，那么，过敏原会随空气进入呼吸道，亦可引发哮喘。

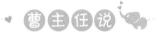

曹主任说

　　如果孩子出现喘息的表现，可能不只是感染的问题，也有可能和自身的体质有关。比如，孩子有过敏性体质，曾经长过湿疹、患有变应性鼻炎，或者有过药物和食物过敏，说明这个孩子是过敏体质，比较容易哮喘。这种体质的孩子出现喘息，将来就有可能发展成哮喘。所以过敏体质的孩子如果喘息，同时伴有过敏性疾病的表现，应尽早带孩子去看医生。

哮喘没有特异性诊断指标，怎么办？

哮喘的典型表现是反复发作的喘息、咳嗽等，但反复咳嗽、喘息不一定是哮喘，比如，毛细支气管炎的患儿也表现为喘。这么看，从症状去诊断疾病显然不靠谱，那还有没有确凿的证据，可以证实是哮喘，而不是各种类型的支气管炎或肺炎呢？

在临床上，我们诊断儿童哮喘一定要有如下条件：

1. 反复发作喘息、咳嗽、气促、胸闷，多与接触变应原、冷空气、物理性刺激、化学性刺激或呼吸道感染及运动等有关，常在夜间和（或）清晨发作或加剧。

2. 发作时在双肺可闻及散在或弥散性，以呼气相为主的哮鸣音，呼气相延长。

3. 上述症状和体征经哮喘治疗有效或自行缓解。

4. 除外其他疾病引起的喘息、咳嗽、气促和胸闷。

5. 临床表现不典型者（如无明显喘息或哮鸣音），应至少具备以下一项：

（1）支气管激发试验或运动激发试验阳性。

（2）证实存在可逆性气流受限：

①支气管舒张试验阳性：吸入速效 β_2 受体激动剂（如沙丁胺醇）后 15 分钟，第 1 秒用力呼出量（FEV_1）增加 ≥ 12%。

②哮喘治疗有效：使用支气管舒张剂和口服（或吸入）糖皮质激素治疗 1～2 周后，FEV_1 增加 ≥ 12%。

（3）最大呼气流量（PEF）每日变异率（连续监测 1～2 周后）≥ 13%。

符合第 1～4 条或符合第 4 条和第 5 条者，可以诊断为哮喘。

典型表现——喘息本身不是哮喘特异性症状，且哮喘的诊断是除外性诊断。除外性诊断，意思是说这个疾病缺乏特异性或足够的诊断依据，只有在排除其他疾病之后，才能做出诊断。说得再通俗点：哮喘不能一下就诊断出来，有时需要先抗哮喘治疗观察治疗的效果，这叫诊断性治疗，如果治疗后明显好转，那就支持哮喘的诊断，如果治疗后效果不明显，那就考虑做其他检查进一步诊断或排除哮喘。

既然没有特异性诊断指标，那是否意味着不用检查呢？

不是的。检查的目的，不是找哮喘的特异性指标，而是找病因，这样的喘息或咳嗽是过敏还是细菌、病毒感染引起，是否存在肺功能下降等。这有利于排除其他疾病，评判疾病的严重程度，最终目的是诊断哮喘。

既然诊断不清，为什么不把检查都做完再给药？

医生要根据孩子的具体情况，考虑风险与获益哪个更多。有些年龄小的孩子不配合检查，就做不了，如肺功能；有些检查可能有一些不良反应，如 X 线检查；有些检查会让孩子不舒服，如纤维支气管镜、胃食管 pH 监测等。因此，医生会根据临床表现，首先选择一些无创的检查，如果孩子太小不能配合做这些无创的检查，高度怀疑哮喘时就会先给治疗，再观察效果，而不一定把所有检查都做了。

血常规检查的必要性

在检查项目中，血常规检查肯定是少不了的一项。

在日常检测项目中，血常规是最为常见、最为重要的内容之一。其中，嗜酸性粒细胞具有吞噬作用，是引起气道炎症、气道高反应性和变态反应的关键细胞，在气道炎症中发挥重要作用。而哮喘是一种由多种细胞、细胞因子和炎性介质共同参与的气道慢性炎症疾病，其发病机制较为复杂。如果儿童外周血常规提示嗜酸性粒细胞升高，则可初步判断患儿存在过敏的情况，结合临床间接协助诊断哮喘。

肺功能检查的意义

肺功能检查是支气管哮喘诊断与治疗的重要手段之一，对于确定哮喘诊断、评估病情严重程度、指导治疗及检测疗效等方面有重要价值。肺功能检查采用物理检查方法，对身体无损伤，具有敏感度高、可重复检查、患者易接受等优点。与 X 线胸片、CT 等检查相比，肺功能检查更侧重于了解肺功能变化，包括肺通气功能、换气功能、呼吸调节功能及肺循环功能等。对哮喘患者进行肺功能检查，主要是了解有无气道可逆性阻塞、阻塞程度及气道高反应性程度。

临床上常用的肺功能检查包括：

支气管舒张试验　支气管舒张试验是评价气道阻塞可逆程度的检查。对疑诊哮喘儿童，如出现肺通气功能降低，可考虑进行支气管舒张试验，评估气流受限的可逆性。

支气管激发试验　如果肺通气功能未见异常，则可考虑进行支气管激发试验，评估其气道反应性。目前，临床上采用吸入组胺、乙酰甲胆碱、高渗盐水等方式激发。

最大呼气流量变异率监测包括日变异率及周变异率监测。计算日变异率要求测定清晨6—8时及晚上6—8时的PEF；计算周变异率要求测定每天清晨及晚上的PEF。变异率阳性是支持哮喘的有力证据。

其他 根据患儿年龄及检测目的不同，可以选择肺容量通气功能测定、脉冲震荡肺功能测定、婴幼儿潮气呼吸肺功能检查等。

如果患儿支气管舒张试验阳性，支气管激发试验阳性，或PEF日间变异率 ≥ 13%均有助于确诊哮喘。

根据病情需要选择X线检查

胸部X线检查（胸片）在儿童呼吸系统疾病中应用广泛，在哮喘患儿的早期诊断及鉴别诊断中发挥重要作用。绝大多数缓解期哮喘患儿常规胸部X线检查表现正常，仅有约10%表现肺纹理增多；哮喘发作期，多数患儿胸部X线检查显示肺纹理增多和肺气肿，部分患儿可见肺内片影；过敏性肺炎患儿胸片可见浅淡阴影且具有游走性；如哮喘合并有感染，则胸部X线检查可出现炎性浸润影；如哮喘合并气胸和纵隔气肿等并发症，可完善胸部X线检查确诊，并定期复查以了解病情转归。胸部X线检查尤其对婴幼儿和病情重者非常重要，可协助了解病变的范围、程度及有无肺炎并发症。

具体是否需要该项检查及结果判断，需要哮喘专科医生结合临床症状、体征等综合判断。

推荐进行过敏原测试

一般将容易发生过敏反应和过敏性疾病的个体，称为"过敏体质"，医学上又称为特应性。具有过敏体质的人出生后常常表现为容易发生各种不同的过敏反应及过敏性疾病，如湿疹、荨麻疹、变应性鼻炎、哮喘等，有的则对某些药物特别敏感，可发生药物性皮炎，甚至剥脱性皮炎。临床上我们发现，大多数患儿的一级亲属或二级亲属有过敏性疾病史。过敏原检测的目的是用来明确过敏原，指导患儿避免过敏原、制定免疫方案，有助于预测过敏性疾病自然病程。

过敏原检测项目较多，下面介绍常见的过敏原检测。

体内特异性检测　即皮肤点刺试验，具有简洁、特异性高的特点。包括食物组过敏原检测，具体项目有花生、牛奶、鸡蛋、虾、蟹、黄豆等，该检测必须结合临床症状，仅过敏原检测阳性只能说明患者可能对该食物过敏，若患儿在食用该食物后确实出现明显过敏反应，则应尽量避免食用该食物。还包括吸入组过敏原检测，具体项目有屋尘、棉絮、枕垫料、螨、多价真菌、花粉等。

体外特异性检测　即血清总 IgE 检测、血清特异性 IgE 检测，具有敏感、特异性高、精确、不受服药影响的优点。适用于无法皮肤试验、有抗原诱发严重过敏反应史（皮试有危险的）、皮试不能检测到的抗原等。

一般来说，对于所有反复喘息怀疑哮喘的儿童，均推荐进行皮肤点刺试验或血清特异性 IgE 测定，以了解患儿的过敏状态，协助哮喘诊断。然而必须强调的是，过敏原检测阴性不能作为排除哮喘诊断的依据，需结合临床具体分析。

由于每个患儿哮喘的表现各异，如果医院的诊疗设备不全，也会加大哮喘的诊断难度，故建议家长在患儿反复咳嗽，且抗感染治疗效果不佳后，带患儿到哮喘专业门诊明确诊断，以免误诊、漏诊，延误病情。

哮喘对孩子生长发育的影响

当孩子患了哮喘后，多数家长担心哮喘会影响孩子的正常生长发育。如果哮喘发作不是很频繁，程度又不是很严重，既往孩子的生长发育完全正常，这种情况是不影响孩子生长发育的。而少数发作频繁、程度重，又未接受规律治疗者，例如，哮喘终年发作或长期大量口服或静脉滴注糖皮质激素，则可影响其生长发育。

哮喘长期反复发作对儿童的影响

生长发育迟缓 这个影响多见于重症哮喘患儿，不良影响如生长发育不良、骨龄延迟、青春期推迟、胸廓畸形等。这里的胸廓畸形，多如桶状胸、驼背等。如果患儿发病年龄越早、病程越长、病情越重，则对生长发育的影响越大。因此，要对哮喘患儿进行规范化治疗，控制气道的慢性炎症，减少或避免哮喘的反复急性发作，同时适当、适量的体育锻炼，可以改善孩子的肺功能。

慢性阻塞性肺疾病（COPD）和慢性肺源性心脏病 近些年有大量研究表明，儿童期哮喘与成人慢性阻塞性肺疾病和慢性肺源性心脏病相关。

支气管扩张 儿童极为少见，由于支气管被黏液嵌塞，使管腔扩大而形成支气管扩张，如若反复继发感染，可使病变持续存在，并逐渐加重。

哮喘是否为终身疾病？

儿童哮喘的预后分为近期预后和远期预后，近期预后通常较好，儿童哮喘中许多患儿可随年龄的增长，其哮喘症状逐渐减轻，至青春期停止发作，缓解期可长达数年至数十年，甚至终生不发作，但许多患儿可有潜在的气道高反应性。因此，儿童哮喘的远期预后有较大差异。

首先，儿童哮喘的预后和发病年龄、病情严重程度、病程的长短、有无遗传病史及是否接触过敏原、肺功能受损程度等密切相关。

其次，是否早期进行过正规治疗，早期规范化治疗可以使患儿生长发育不受影响。相反，反复持续的急性哮喘发作时，抗生素的不正确使用，静脉和口服糖皮质激素的大量使用，缓解药物的短期多次使用，都会使危害加大。如若没有正确的治疗，患儿病情恶化，肺功能迅速下降，可迁延到成年，甚至导致哮喘严重发作时的死亡。

再次，早期正规治疗及哮喘患儿和家长配合程度，与儿童哮喘的转归和预后关系重大。经规范化治疗，绝大多数儿童哮喘可达到临床控制，临床控制率可达 95%。相反，若患儿症状长期未能得到有效控制，反复发作易发展为成人哮喘，则可出现气道重塑或并发 COPD 或呼吸衰竭，则预后较差。

最后，儿童哮喘预后的好坏与环境因素有密切关系，假如患儿生活在一个过敏原或刺激物很少的环境，可能终生不发作，但生活在一个多过敏原的环境中，则可随时在气道高反应性的基础上诱发哮喘。

总的来说，影响儿童哮喘转归的因素很多，主要包括特应性及哮喘遗传性背景、哮喘发作病情严重程度、病程的长短、是否接触过敏原、肺功能受损程度、是否早期进行正规治疗、患儿和家长与医生的配合程度。一般无遗传背景、哮喘发作频次少、病程短、过敏程度轻、肺功能受损不严重、治疗及时、依从性好的患儿，哮喘症状容易随着年龄的增长而缓解，且肺功能不受影响。因此，需要再次强调，及时明确诊断，尽早干预治疗，在医生的指导下调整用药剂量，定期复查肺功能，可以完全控制哮喘。

小儿哮喘最坏的结局

小儿哮喘的结局，也就是我们通常说的儿童支气管哮喘的自然发展过程及转归。长期研究指出，50%哮喘患儿在 10 ～ 20 岁症状消失，但在成人时还有可能发作。如儿童具有特异体质或湿疹及家族哮喘史等，哮喘预后会差一些。而有些被认为是轻度哮喘的儿童中有 5% ～ 10% 在以后一生中会发生重度哮喘，对这些特应体质的哮喘患儿不能轻易认为哮喘会随年龄增长而消失。对中重度哮喘，更应注意其具有一定程度气道反应性增高并会有较长期的危险存在。有严重哮喘、激素依赖并且长期住院的患儿中，95% 转为成人哮喘。

到了成年期，有许多自认为哮喘症状"消失"的患者肺功能仍不正常，支气管舒张试验阳性，并有气道高反应性，可进一步结合肺部 CT 证实有无永久性气道异常。近些年有大量研究表明儿童期哮喘与成人慢性阻塞性肺疾病相关。

经过正规、规律治疗的患儿，哮喘一般不会影响其生长发育，也不会造成心肺功能的长期损害。但如果不规律治疗或体质不佳，反复严重发作，一些患儿在急性发作基础上，因感染、疲劳、精神过度紧张、身体衰弱、合并其他疾病等发展为哮喘持续状态，有时可危及生命。

哮喘持续状态是指哮喘发作在合理应用常规缓解药物治疗后，仍有严重或进行性呼吸困难，表现为哮喘急性发作，咳嗽、喘息、呼吸困难、大汗淋漓和烦躁不安，甚至表现出端坐呼吸、言语不连贯、严重发绀、意识障碍及心肺功能不全的征象。体格检查可见桶状胸、三凹征，肺部满布哮鸣音。严重者气道广泛阻塞，哮鸣音反可消失，称为"沉默肺"或"闭锁肺"，这是哮喘最危险的体征。哮喘持续状态可危及生命，应立即急诊就医。哮喘危重状态的患儿，经过氧疗、补液、全身糖皮质激素和支气管舒张剂的迅速使用，再加上先进的辅助通气设备，会迅速得到缓解，从而降低生命危险。

目前，死于哮喘的孩子是极少数的。随着缓解药物和控制药物的使用，儿童哮喘的病死率极低，为 2/100 000 ～ 4/100 000。只要坚持长期、持续、规范和个体化的治疗，遵守医嘱，避免诱发因素，儿童哮喘的生命危险性接近于零。

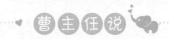
曹主任说

希望家长们面对哮喘不要太悲观，据调查发现，在进行早期、长期、持续、规范、个体化的治疗后，70% ～ 80% 的儿童在成年后症状不再反复，30% ～ 60% 的患儿可完全治愈。因此，儿童支气管哮喘的预后较成人好很多，许多患儿通过积极和及时的治疗，能够在青春期之前缓解或痊愈。

宝宝为什么会被哮喘选中?

2000 年全球哮喘防治创议（Global Initiative for Asthma，GINA）委员会根据 80 个国家流行病学研究的标准化数据估计，全球哮喘患者有 3 亿，各国的患病率不等。有研究表明，发达国家哮喘患病率高于发展中国家，城市高于农村。近 20 年来，随着我国经济的持续高速发展，城市化进程加快，国民收入较前大幅增长，人民生活水平有了显著改善，其居住环境、生产和生活方式及行为模式亦发生了巨大的变化，这些可能是导致我国儿童哮喘患病率持续上升的因素。全国儿科哮喘协作组分别于 1990 年、2000 年、2010 年进行了三次全国规模的城市儿童哮喘患病率的调查，结果显示，我国城市儿童哮喘患病率从 1990 年的 0.9% 上升到 2010 年的 3.2%，患病人数急速升高，基本上是每 10 年上升 50%。总体来说，儿童哮喘患病率南方高于北方，人口密度大的城市高于中、小城市，这也提示我们不同城市哮喘儿童患病率差异同自然环境、城市经济发展和工业化水平相关。

儿童哮喘患病率如此高，引起哮喘发作的诱因都有哪些呢?

从发病原因来看，哮喘是内因与外因共同作用的结果。

引起哮喘的内因

性别因素　根据全国儿科哮喘协作组进行的三次全国儿童哮喘患病率的调查显示，从性别的角度，男女患病率比例 1990 年为 1.67：1、2000 年为

1.74：1、2010 年为 1.5：1。从数据上不难看出，男孩的患病率高于女孩，至于原因，有研究表明这种差异可能与激素分泌及遗传易感性不同有关，然而随着年龄增长，男女性别差异到青春期会逐渐接近。

特应性（过敏体质）及哮喘遗传性 它们是哮喘的重要危险因素。早期出现湿疹、特应性皮炎的孩子，发生哮喘的危险性增加。变应性鼻炎或哮喘患者的后代，发生哮喘的危险性增加。2010 年全国儿科哮喘协作组进行第三次全国儿童哮喘患病率的调查，结果显示，家族其他成员有哮喘及过敏史会增加儿童患哮喘风险。另有报道，哮喘和气道高反应可在家族中发生。父母一方有哮喘，孩子有 25% 的概率发生哮喘；如父母双方都有哮喘，则子女有50% 的概率发生哮喘。可见，有过敏性疾病家族史的孩子比没有过敏疾病家族史的孩子更容易患哮喘及其他过敏性疾病，但是这并不代表哮喘会遗传。原因在于哮喘是一种遗传倾向，并不等同于遗传。遗传病是指基因或染色体结构先天异常，其发病完全是遗传造成的，与后天环境无关；而遗传倾向是指在先天遗传与后天环境的共同作用下才可能发病。正如前文所述，家族中患过敏性疾病的成员较多，这种过敏体质可能会遗传给孩子，但需要在外界环境的共同作用下，才会使孩子致敏，并最终表现出鼻部、呼吸道或皮肤的过敏性症状。

年龄 哮喘可以在任何年龄发生，30% 的患儿在 1 岁时首次出现症状，80% ～ 90% 的患儿在 5 岁之前首次出现。有严重哮喘、激素依赖并且长期住院的患儿中 95% 转为成人哮喘。根据全国儿科哮喘协作组进行的三次全国儿童哮喘患病率的调查结果显示，学龄前期儿童是哮喘的高发人群，显著高于婴幼儿和学龄期的儿童，此结果与上述研究相符。这可能与儿童入托后生活环境的变化导致心理压力增加，免疫力下降，交叉感染导致儿童呼吸道感染概率增大，儿童户外活动导致接触过敏原机会增加有关。然而喘息的开始年龄早晚与预后关系并不十分清楚。有个别研究表明，多数严重受影响患儿的喘息开始于 1 岁左右，尤其是有过敏性疾病史、亲属有哮喘病史者。

情绪　情绪过度激动是哮喘发作的触发因素。由于大哭、大笑、生气或惊恐等极度情绪表达可引起过度通气，出现低碳酸血症，导致气道收缩，从而引起哮喘急性发作。还有研究表明，情绪过度紧张、激动（大哭或大笑）、伤心、焦虑，可引起机体神经内分泌的变化，通过神经内分泌的调节机制，引起气道反应性较高的患者哮喘发作。由此可见，家长和患儿需要在遵从医嘱规范化治疗哮喘的同时，积极调整心态，引导哮喘患儿保持积极乐观的情绪也是非常重要的，家长也应该和患儿一道树立起战胜哮喘的信心，给孩子以正面的情绪影响，避免错误的心理暗示。

运动　运动可引起哮喘儿童气流受限，从而诱发哮喘，运动是哮喘最常见的触发因素。研究表明，运动开始并不立即引发哮喘，在运动5～10分钟和停止运动2～10分钟，哮喘发作最明显。所以，哮喘的儿童就应该避免剧烈运动吗？答案是否定的。哮喘治疗的目标就是要让孩子能够参加他想参加的任何运动，这就需要遵照医嘱，规范治疗哮喘，使孩子的哮喘控制在理想状态，这样就能参加各种运动了。如果孩子参加了某项运动，而运动后就出现咳嗽或者喘息的表现，就一定要告诉医生，这说明孩子的哮喘控制得不好，要调整孩子的治疗方案，直到能参加这种运动。各项运动相比之下，游泳更适合哮喘的孩子。

营养不良　一些患儿在哮喘急性发作基础上，因感染、疲劳、精神过度紧张、身体衰弱、合并其他疾病等可发展为哮喘持续状态，有时可危及生命。而营养不良的患儿免疫力低下，在多种诱因作用于机体时，更容易引起哮喘发作或加重。虽然营养不良并非导致小儿哮喘的直接因素，但一般认为营养不良的儿童体质较弱，抵抗力差，容易发生反复呼吸道感染，如合并过敏体质则会增加发生哮喘的风险。研究结果表明，母乳喂养可促进早期免疫系统的成熟，减少早期感染，降低儿童喘息疾病的发生，但这种看法目前还有争论。另外，孕期合理饮食，摄取丰富多元的营养，尤其是进食富含维生素D和维生素E的食物亦可降低儿童喘息性疾病的发生。另外，家长需注意保证孩子营养均衡，忌食生冷、油腻、辛辣、过酸、过甜的食物，如存在食物过敏，应避免食用相关食物，并且适当体育锻炼，增强体质。

还有研究表明，相对于足月新生儿，早产儿哮喘发病率增加；出生后早期喂养配方奶粉增加了哮喘的患病率；肥胖可能会增加哮喘的患病率。

引起哮喘的外因

哮喘患儿气道非常敏感，接触到环境中的"诱发因素"后会出现哮喘症状。这些因素主要包括：食物过敏原；室内变应原，如屋尘螨、粉尘螨、蟑螂、动物变应原、真菌等；室外变应原，如花粉、粉尘、草类、真菌等；另外还有吸烟、油烟、清洁剂、香水、汽油、油漆等刺激性气味；冷空气；呼吸道感染等。值得一提的是，有流行病学证据显示空气污染与儿童哮喘密切相关，但机制尚不明确。

食物 有研究表明，水果、蔬菜和鱼的摄入是儿童哮喘保护因素，而快餐是哮喘危险因素。如果怀疑哮喘患儿食物过敏，家长应向医生提供详细的病史，包括症状的严重程度、患儿特异的状态、可疑食物变应原的线索，必要时进行过敏原皮肤点刺试验检测、血清特异性 IgE 检测，甚至食物激发试验等明确诊断。

理化因素 尘土、植物油、汽油或油漆等气味及冷空气等理化因素，可刺激支气管黏膜下的感觉神经末梢，诱发哮喘。应注意避免让患儿接触油漆、汽油等，遇到天气变化时注意保暖。

室内过敏原 患儿如果常年发作，主要原因为室内过敏原，如尘螨、室内真菌等所致，无明显的季节性。灰尘中生长着一种被称为"螨"的小虫，在空气湿度较高及一定的温度时（25～30℃）容易生长繁殖，有些人因吸入了室内灰尘后便引起哮喘，就可能是螨虫在作怪。

另外，哮喘发作有季节性和常年性两类。季节性，多为室外真菌、花粉所致；常年性，主要由病毒、细菌等感染所致，发作无明显的季节性。具体如下：

春秋季节：天气温度变化较大，忽冷忽热易引起患儿呼吸道感染，而呼吸道感染可以诱发哮喘。尤其是春天，野草或树木的风媒花粉在此期间播撒至空气中，有过敏体质的人吸入某些过敏花粉便开始打喷嚏、流鼻涕、鼻痒、咳嗽，以后逐渐引起哮喘。

冬季：一些哮喘病并不一定在春秋季节发病，婴幼儿哮喘发生最多的还是冬季，与呼吸道感染（此时发生最多）密切相关。引起感染的常见病原有病毒、支原体、细菌等。

病毒感染：国内外流行病学调查提示，大多数有喘息发作的婴幼儿证实有病毒感染，尤其是呼吸道合胞病毒、副流感病毒，近年来更重视鼻病毒。病毒感染可直接损伤呼吸道上皮细胞，同时还可以导致机体免疫损伤，引起喘息发作，并可能是哮喘的激发因素。

肺炎支原体感染：肺炎支原体感染与哮喘之间的关系已日益受到重视，肺炎支原体感染不仅可直接损伤气道上皮细胞，还能通过免疫反应机制，促进多种炎症细胞聚集，释放大量细胞因子，促进气道反应性增加。

细菌感染：国外一个哮喘高危儿童出生队列的研究发现，出生1个月的新生儿咽部存在多种定植菌，与无定植菌的婴儿相比，存在定植菌者到5岁时哮喘发病率明显增高。由此可见，哮喘与感染密切相关。

宝宝是哪种类型的哮喘？

很多家长在孩子被诊断为哮喘后，常会问到这样一个问题：自己的孩子得的是哪种类型的哮喘。儿童哮喘大多与过敏相关，通常在接触过敏原后发作，过敏原有吸入性和食物两类。吸入性即室内的尘螨、动物毛屑及排泄物、蟑螂、真菌，室外的花粉、真菌等；食物如牛奶、鱼、虾、蟹、鸡蛋、花生等。这些过敏原引起速发的过敏反应，导致哮喘急性发作。但是在小年龄儿童，尤其是冬季，感染呼吸道病毒及支原体也是导致哮喘的常见原因。此外，还有运动诱发的哮喘，这类孩子常在运动后出现急性支气管痉挛，引起气道狭窄和气道阻力增高，表现为哮喘发作或原喘息症状明显加重。各种哮喘的诱发因素可能相互作用，一个病人会存在多种因素诱发的哮喘，所以在儿童时期一般就诊断为儿童哮喘，而不特意分型。

下面这两种哮喘的类型比较特别，患者不喘，一种以咳嗽为主要表现，一种以胸闷为主要表现。

咳嗽变异性哮喘 此类型多见于儿童。当孩子反复咳嗽超过 1 个月，且抗生素治疗无效时，家长应带孩子去专科门诊就诊以明确诊断。

胸闷变异性哮喘 许多孩子表现为胸闷、长出气、大喘气，常有情绪的诱发因素，活动后较为明显，家长需带患儿到专科门诊就诊，排除其他疾病以明确诊断。

家长在了解这些诱发因素之后，无论孩子目前是否已经确诊为哮喘，都建议为孩子做一些哮喘的防护措施：

首先，家长及患儿应注意识别和避免触发哮喘的因素，最常见的是尘螨、烟草、动物皮毛、蟑螂、花粉和真菌等。其他常见的诱发因素包括呼吸道感染。气候骤变或者多变时，应及时增减衣服。夏季用空调时，室温不宜过低。除此以外，室内要经常开窗通风。

其次，患儿在缓解期注意适当锻炼身体（如游泳），增强体质，提高身体的免疫能力和防病能力。

再次，急性发作期饮食以清淡、易消化的流质或半流质饮食为宜，多吃水果、蔬菜，避免吃诱发哮喘发作的食物。

最后，希望广大患儿及家长重视哮喘的预防，并且密切关注宝宝的身体情况，一旦长期咳嗽不好或者哮喘发作要及时处理和就医。

过敏性疾病预防分为三级预防，包括：

I 级预防　阻断变应原致敏过程中的 IgE 的产生，因过敏机制尚不完全清楚，故尚处于研究阶段。

II 级预防　抑制过敏疾病发生及减少再暴露，避免接触危险因素，例如，避免接触食物过敏原，环境过敏原（如真菌、宠物皮屑、尘螨和花粉等吸入性过敏原，清洁剂、香水、烟草、烟雾等特殊的刺激性气味），呼吸道感染相关病原等。

III 级预防　治疗及减缓症状，即药物治疗。儿童支气管哮喘的治疗目标是减少发作次数、减轻发作程度，通过治疗和控制发作，使患儿生长发育不受影响，可正常生活和学习。

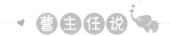

　　对于哮喘合并食物过敏的患儿，最佳治疗方法是禁食致敏食物，不仅禁食该种食物，也应禁食含该食物成分的一切食品。例如，患儿对牛奶过敏，不仅应禁食牛奶，也应禁食一切奶制品及含奶糕点、糖果，且 30% 牛奶过敏者对羊奶也过敏，所以用羊奶替代也应慎重，而需要选择部分或完全水解奶代替。然而也不能过分教条，比如，婴幼儿对蛋清过敏，不需要禁食蛋黄。总之，如果哮喘患儿食用了某种特定食物后引起喘息发作，在规律治疗哮喘的同时，需要征求哮喘专科或变态反应科医生的意见，决定是否需要禁食该食物。

特殊的干咳——咳嗽变异性哮喘

咳嗽变异性哮喘主要是以咳嗽作为唯一症状或主要症状的一种特殊类型的哮喘。直白地讲，其本质就是哮喘！患这种疾病的孩子，他们没有喘息、没有气促，也没有胸闷的表现，他们的唯一症状就是咳嗽。在夜间的时候，咳嗽症状一般比较明显，会影响孩子的睡眠质量；另外，孩子运动或情绪激动时会加重；如果遇到冷空气或者闻到刺激性的气味，也会出现咳嗽加重的情况。咳嗽变异性哮喘患儿的咳嗽通常会持续很长时间，一般都会超过1个月，且持续存在或是反反复复，即使中间有所好转，之后可能又开始咳嗽。

这种病属于非感染性疾病。如果我们按照常规的呼吸道感染来治疗的话，即使用抗生素或者一般的止咳化痰药都不会有明显的好转。

咳嗽变异性哮喘的诊断标准

咳嗽变异性哮喘是儿童哮喘的特殊类型，也是慢性咳嗽最常见的原因之一，其诊断依据如下：

1. 咳嗽持续＞4周，常在运动、夜间/凌晨发作或加重，以干咳为主，不伴有喘息。
2. 临床上无感染征象或经较长时间抗生素治疗无效。

3. 抗哮喘药物诊断性治疗有效。

4. 排除其他原因引起的慢性咳嗽。

5. 支气管激发试验阳性/PEF变异率（连续监测2周）≥ 13%。

6. 个人或一级、二级亲属有过敏性疾病史或变应原检测阳性。

以上第1～4项为诊断基本条件。与哮喘一样，咳嗽变异性哮喘的诊断也是除外性诊断，需专科医生综合考虑后最终确诊。

婴幼儿哮喘诊断较为困难，咳嗽变异性哮喘更容易被误诊为反复呼吸道感染。因此，如果家长遇到小婴儿无明显感染的咳嗽，或大孩子咳嗽持续或反复发作超过1个月，无明确感染征象或长期抗生素治疗无效时，应引起重视，注意观察孩子咳嗽的特征、诱因、用药后的效果，尽早带患儿于专科门诊就诊，积极配合医生，明确诊断。切忌乱用抗生素和止咳药等。

咳嗽变异性哮喘的治疗

由于咳嗽变异性哮喘与哮喘的本质相同，所以治疗方法也基本等同于哮喘的治疗。

治疗咳嗽变异性哮喘是根据孩子咳嗽轻重不同来选择不同的治疗方案，主要治疗药物包括抗感染药、支气管扩张剂和抗过敏药。

支气管扩张剂 为 β_2 受体激动剂，一般在疾病初期应用，应用时间不超过1周。

抗过敏药物 包括西替利嗪、氯雷他定等，一般治疗时间为1～2周。如果孩子同时合并有鼻痒、打喷嚏、流鼻涕等这样的情况，或者有的孩子用以上药物控制的效果不是特别满意，又或者孩子症状比较重，此时我们可能还会用到吸入性糖皮质激素（ICS），如吸入的丙酸氟替卡松及布地奈德等。

抗感染药物　包括白三烯受体拮抗剂和吸入性糖皮质激素，抗感染药物的治疗时间一般不少于8周，家长一定要理解这一点，疗程不足可能造成病情反复。值得注意的是，抗生素治疗对咳嗽变异性哮喘是无效的。

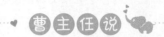

曹主任说

　　虽说宝宝活动后易诱发咳嗽，但不运动也会影响宝宝的生长发育。如果宝宝经过规范治疗之后，咳嗽得到了有效控制，此时宝宝是可以适当做一些体育锻炼的。因为体育运动在一定程度上是可以增强宝宝体质的，同时还可以改善宝宝的肺功能，提高宝宝的抗病能力。不过需要注意的是，如果宝宝处于哮喘发作期，应停止运动，以免病情加重。

不咳也不喘——胸闷变异性哮喘

  曾经有一位患者，3年来一直有胸闷症状，一天24小时要求家人为他搓胸，家人带着他四处求医，被多家医院诊断为"精神障碍"，后来到浙江大学医学院附属第二医院呼吸与危重症医学科就诊，患者通过气道反应性等特殊检查，并经过相应治疗后，最终确诊为哮喘。2005年6月8日CCTV《走近科学》栏目专题报道了该病人的曲折故事。浙江大学医学院附属第二医院呼吸与危重症医学科沈华浩教授和他的研究团队经过10年系统研究，发现临床上的确存在一类没有典型的喘息症状，而以胸闷为唯一临床表现的哮喘病人。这是继1992年钟南山院士提出"隐匿性哮喘"之后，由我国学者在世界上首次发现并提出了胸闷变异性哮喘（CTVA）的概念。全球哮喘防治创议的两任主席 Eric Bateman 和 Paul O'Byrne 及英国皇家院士 Peter Barnes 等国际著名呼吸病学家均对这一发现给予了高度评价和祝贺。钟南山院士认为"这就是我们中国制造的原创成果"。

  由于胸闷变异性哮喘的患者不会出现咳嗽、喘息和呼吸困难等症状，肺部听诊也不存在哮鸣音，唯一的症状是胸闷，所以漏诊和误诊率极高。如果长期得不到诊断，患者可能会出现焦虑、抑郁等心理疾病。建议家长和儿科医生们，如果遇到孩子自诉一直觉得憋气、透不过气、好像有重物压在胸前、觉得胸前发紧等，或者孩子在胸闷时表现为长出气、长喘气，尤其夜间好发，可自行缓解，又有过敏病史或过敏家族史者，都要考虑胸闷变异性哮喘，并要求进行排查。

胸闷变异性哮喘存在哮喘典型的病理特征——气道高反应性和可逆性气流受限。通过流速容量环、脉冲震荡、支气管舒张试验、支气管激发试验、呼出气一氧化氮可以辅助检查。另外，为了明确胸闷变异性哮喘的诊断，还应与其他疾病相鉴别，接诊医师会根据孩子的实际情况安排化验及检查，如心电图、24小时动态心电图、心肌酶、X线胸片、胸部CT等。

在治疗上，与典型哮喘患者一样，CTVA患者对吸入激素和β_2受体激动剂治疗有效。

为了巩固治疗，家长与患儿要同心协力坚持治疗，定期复查。家长应克服困难，监督孩子每天用药，不要间断。在预约的复查日期，按时就诊。如果未到复诊日期出现症状加重，可以按照最初医师给出的哮喘急性发作时的处理方案用药，用药不能缓解，要前往医院就诊。

在生活方面，体育锻炼有助于增强体质，锻炼肺功能，对于哮喘的治疗有积极的作用。但由于哮喘患儿不同于正常儿童，所以哮喘患儿的运动方式与运动环境都需要注意。

以下为运动环境的注意事项。

避免花粉 哮喘患儿多为过敏体质，如果患儿在花粉季节外出运动，尽量选择花粉少点的操场，远离茂盛花草，戴口罩，避免接触花粉类过敏原，警惕哮喘急性发作。如有必要，在花粉季节尽量避免外出，可选择室内运动，如跳绳、仰卧起坐等。

避免冷空气 寒冷季节，建议患儿尽量选择室内运动，因为冷空气的吸入会带走气道内的大量水分及热量，冷空气等物理变化会刺激气道产生炎症介质，引起支气管平滑肌的收缩，诱发哮喘的发作。

避免过敏原 需要强调的是，对常见过敏原如尘螨、真菌过敏的患儿，运动环境不宜过脏、过乱、过潮湿等，尽量避免接触尘螨易繁殖的环境，保持环境干燥、清洁。

在运动项目的选择上，由于哮喘患儿的体质与正常儿童不一样，所以适合哮喘患儿的运动方式也有限制。适合哮喘患儿的运动主要是强度低的运动，游泳虽然是个强度较高的运动，但是患儿游泳时通常处于一个温和潮湿的环境中，气道不会接触到寒冷空气，避免了对气道的刺激，而且游泳可以锻炼胸肌、膈肌、肋间肌，提高肺的通气功能，所以比较适合哮喘患儿。当然，具体运动项目还需要结合患儿的情况。另外，还可以根据孩子的兴趣选择一些竞争力较弱的体育运动，如瑜伽、健美操、羽毛球等。

要注意，哮喘患儿在有不适症状期间是要避免剧烈运动的，但是在控制期的时候是可以正常参加体育活动的。

哮喘，急性发作啦！

根据临床表现，哮喘可分为急性发作期、慢性持续期和临床缓解期。急性发作期是指突然发生喘息、咳嗽、气促、胸闷等症状，或原有症状急剧加重；慢性持续期是指近 3 个月内不同频度 / 不同程度地出现过喘息、咳嗽、气促、胸闷等症状；临床缓解期是指经过治疗或未经治疗，症状、体征消失，肺功能恢复到急性发作前水平，并维持 3 个月以上。

哮喘急性发作期

急性发作常由于接触一些刺激因素，如冷空气、变应原、有毒烟雾等，起病多为急性，病情严重度差异较大。轻度发作时多数以发作性咳嗽和胸闷为主要表现。严重发作时患儿烦躁不安，端坐呼吸，耸肩喘息，面色苍白，鼻翼扇动，口唇及指甲青紫，大汗淋漓，说话时字词不能连续。医生查体可见三凹征明显，胸腹反常运动，胸廓膨隆，叩诊呈过清音，肺部听诊呼气相延长，多数有广泛的呼气相的哮鸣音。如气道阻塞严重，呼吸音可明显减弱，哮鸣音反而减弱，甚至消失。心率增快，可出现颈静脉怒张、奇脉等体征，严重病例可并发心力衰竭，出现肺底广泛中、小水泡音，肝脏肿大及水肿等。

评估急性发作期的病情严重程度

急性发作严重度分级：哮喘急性发作常表现为进行性加重的过程，以呼气流量降低为其特征，常因接触变应原、刺激物或呼吸道感染诱发。其起病缓急和病情轻重不一，可在数小时或数天内出现，偶尔可在数分钟内即危及生命，故应对病情做出正确评估，以便给予及时有效的紧急治疗。根据哮喘发作时的症状、体征、肺功能及血氧饱和度（SaO_2）等情况进行严重度分型，6 岁及以上如表 7-1 所示，5 岁及以下如表 7-2 所示。

表 7-1　6 岁及以上儿童的哮喘分型

临床特点	轻度	中度	重度	危重度
气短	走路时	说话时	休息时	呼吸不整
体位	可平卧	喜坐位	前弓位	不定
讲话方式	能成句	成短句	说单字	难以说话
精神意识	可有焦虑、烦躁	常焦虑、烦躁	常焦虑、烦躁	嗜睡、意识模糊
辅助呼吸机活动及三凹征	常无	可有	通常有	胸腹反常运动
哮鸣音	散在，呼气末期	响亮、弥漫	响亮、弥漫、双相	减弱乃至消失
脉率	略增加	增加	明显增加	减慢或不规则
PEF 占正常预计值或本人最佳值的百分比	> 80%	60% ～ 80%	≤ 60%	无法完成检查
SaO_2	0.90 ～ 0.94	0.90 ～ 0.94	< 0.90	< 0.90

注：幼龄儿童较年长儿和成人更易发生高碳酸血症（低通气）；判断急性发作严重度时，只要存在某项严重程度的指标，即可归入该严重度等级。

表 7-2　5 岁及以下儿童的哮喘分型

症状	轻度	重度 *
精神意识改变	无	焦虑、烦躁、嗜睡或意识不清
SaO$_2$（治疗前）**	> 0.95	< 0.92
讲话方式 ***	能成句	说单字
脉率 /（次 / 分）	< 100	> 200（0 ～ 3 岁） > 180（4 ～ 5 岁）
发绀	无	可能存在
哮鸣音	存在	减弱，甚至消失

注：* 判断重度发作时，只要存在一项就可归入该等级；** 血氧饱和度是指在吸氧和支气管舒张剂治疗前的测得值；*** 需要考虑儿童的正常语言发育过程。

急性哮喘的治疗

孩子哮喘急性发作时，无论轻重都不能等，需要在第一时间内予以恰当的治疗，以迅速缓解气道阻塞的症状。通常小儿被诊断为哮喘后，家中都要求备用 β$_2$ 受体激动剂（如万托林等），医生也会建议孩子随身携带治疗哮喘的药物，以便于哮喘发作时能第一时间给予治疗。

当孩子哮喘发作时，第一时间要吸入短效 β$_2$ 受体激动剂。这类药物松弛气道平滑肌作用强，通常在 3 ～ 5 分钟起效，疗效可维持 3 ～ 4 小时，是缓解轻、中度急性哮喘症状的首选药物，也可用于运动性哮喘的预防。最常用的给药方式有口服、吸入，按起效时间分速效、缓效，按持续时间分短效、长效。此类药物的不良反应有心悸、骨骼肌震颤、心律失常、低血钾等。

哮喘急性发作时，用空气压缩泵或氧气做动力雾化吸入速效 β$_2$ 受体激动剂（沙丁胺醇、特布他林），可以快速缓解气道平滑肌痉挛。长效吸入型 β$_2$

受体激动剂（沙美特罗、福莫特罗）可以应用在哮喘治疗的各个时期，但沙美特罗起效慢，故不提倡在急性发作期应用。而对于哮喘发作期患儿，除了速效 β_2 受体激动剂外，为持续缓解气道平滑肌痉挛，减少或减轻哮喘发作症状和减少夜间症状，可短期加用 β_2 受体激动剂口服或静脉输液。

吸入足量的速效 β_2 受体激动剂是治疗哮喘发作最重要的方法，如果治疗后患儿症状未能有效缓解或缓解维持时间短于 4 小时，应即刻赶往医院诊治。医院处理主要以雾化泵吸入的药物为主，一般为沙丁胺醇 / 特布他林 + 异丙托溴铵 / 布地奈德混悬液，前者 1 小时内可 20 分钟重复一次，如无缓解则要采用其他治疗。

急性发作病情较重患儿吸入 β_2 受体激动剂治疗无效时，可口服或静脉应用糖皮质激素（一般使用半衰期较短的糖皮质激素，如泼尼松、泼尼松龙或甲基泼尼松龙等），以防止病情恶化，如果症状仍然不能缓解，临床可能会加氨茶碱静脉滴注。

对于医生来讲，儿童哮喘急性发作期的治疗需要根据患儿年龄、发作严重程度、诊疗条件选择合适的初始治疗方案，并连续评估，在原治疗的基础上进行个体化治疗。但在医院外，患儿和家长要选择基本的治疗方案，5 分钟左右不见好转，就要迅速去往医院进一步治疗。

哮喘缓解不是终点

哮喘缓解的表现为：呼吸通畅、没有咳嗽或喘息、夜间睡眠安稳，能够正常学习、运动和玩耍。

哮喘急性发作期的治疗可能通过几天或几周的时间就达到控制的目的，但哮喘的完全控制不是简单地控制症状，是控制哮喘的炎症和气道的高反应性，这样的控制是高水平的完全控制，需要长期的治疗并维持完全控制。具体包括：

1. 鼓励患儿每日定时测量PEF，目前有家庭用的肺功能检测仪，孩子按照提示用力呼气，仪器上即可显示PEF数值。养成定时测量PEF、记录哮喘日记的习惯，可以检测病情变化，有利于找出哮喘诱因，辅助哮喘的防治。

2. 注意有无哮喘发作先兆，如咳嗽、气促、胸闷等，一旦出现应及时使用应急药物，以减少哮喘发作。

3. 坚持规范治疗，即使病情处于临床缓解期，也要继续使用长期控制药物规范治疗，定期评估哮喘控制水平，适时调整治疗方案，直至停药观察。

4. 定期返院调整治疗剂量。

5. 根据患儿具体情况，包括诱因及发病规律，与患儿及家长共同研究，制定预防措施，包括避免接触变应原，防止哮喘发作，保持病情长期控制稳定。

6. 并存的疾病，如变应性鼻炎、鼻窦炎、肥胖等，可影响哮喘的控制，需要同时进行治疗。

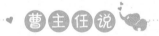 曹主任说

哮喘的治疗是一个长期过程，包括哮喘急性发作的缓解治疗、哮喘缓解期的控制治疗。也就是说哮喘不喘，急性发作期的治疗可以结束了，但哮喘缓解期的控制治疗过程一般需要1～2年，其间每1～3个月去专科门诊复查1次，评估症状表现，测定肺功能，监测药物不良反应，调整药物剂量等。

"沉默肺"——哮喘危重症

多数哮喘患儿属于轻度或中度，只有少数患儿会是重度，极少数患儿是危重度。哮喘危重症以往称哮喘持续状态，是指哮喘发作在合理应用常规缓解药物治疗后，仍有严重或进行性呼吸困难，表现为哮喘急性发作，出现咳嗽、喘息、呼吸困难、大汗淋漓和烦躁不安，甚至表现出端坐呼吸、言语不连贯、严重发绀、意识障碍及心肺功能不全的征象。体格检查可见桶状胸、三凹征，肺部满布哮鸣音；严重者气道广泛阻塞，哮鸣音反而消失。所以，临床将此种表现称为"沉默肺"或"闭锁肺"，这是哮喘最危险的体征。

哮喘危重症的发生与变应原、β₂受体激动剂应用不当、突然停用激素、情绪过分紧张、理化因素、有严重并发症或伴发病等有关。如果宝宝发生了哮喘危重症，家长们一定不能懈怠，应立即就医。曾有数据显示，死亡的哮喘危重症患儿中，约90%发生在转运途中和急诊室，也就是说，时间是挽救生命的关键因素，治疗早一点与晚一点可能是天壤之别。

重症和危重症哮喘患儿的治疗

一般治疗　吸氧、补液、纠正酸中毒、使用抗生素。

紧急处理　药物治疗，包括但不限于使用糖皮质激素、茶碱、β₂受体激动剂、支气管扩张剂；机械通气，包括面罩给氧和气管插管/切开。

哮喘危重症患儿，经过氧疗、补液、迅速使用全身糖皮质激素和支气管舒张剂，再加上先进的辅助通气设备，会迅速得到缓解，从而降低生命危险。必要时，临床可能需要开放气道保持呼吸通畅。

在治疗中，糖皮质激素是最有效的控制气道炎症的药物，给药途径包括吸入、口服和静脉应用等。

雾化吸入给药　通过吸入过程给药，药物直接作用于呼吸道，局部抗感染作用强，所需剂量较小，通过消化道和呼吸道进入血液药物的大部分被肝脏灭活，因此全身性不良反应较少，为治疗哮喘重症的首选途径，但是对于哮喘危重症患儿必须及时全身给药。

静脉给药　用于严重急性哮喘发作、无激素依赖倾向的患儿，用药后可在短期（3～5日）内停药，有激素依赖倾向者应延长给药时间，控制哮喘症状后改为口服给药，并逐步减少激素用量。

口服给药　由于患儿体质和病情的差异，口服激素后药物的吸收率不一，而哮喘危重症患儿需要尽早取得血清有效药物浓度，故口服激素不是哮喘危重症患儿的首选。这种给药方式适用于中度哮喘发作、慢性持续哮喘，可用于吸入大剂量激素联合治疗无效的患儿，也可作为静脉应用激素治疗后的序贯治疗。

哮喘患儿是否使用茶碱，需要医生根据病情进行判定。茶碱通常适用于住院的哮喘危重症患儿，或经 β_2 受体激动剂、糖皮质激素和异丙托品联合应用仍然无效的患儿。

从上面的介绍中我们不难看出，哮喘危重症的治疗不是单一的，一次"出击"不能保证将病情全部"歼灭"，医生会根据病情更换治疗措施。在全球哮喘防治创议中，对哮喘患儿长期治疗管理的推荐方案是阶梯式治疗方案，即根据患者病情严重程度分级来决定治疗用药的种类及次数。在执行治疗方案后，哮喘未获得控制，则应升级治疗。一般情况下，在 1 个月内看病情改善程度。但首先审核患儿用药技术、依从性、危险因素。如果获得部分控制，考虑升级治疗取决于是否有更有效的选择，包括治疗选择的安全性和花费，以及患儿对获得此水平控制的满意度。如果哮喘控制持续至少3个月，则降阶梯治疗，也就是减少每天使用的预防药物的剂量，目标是将治疗降至能维持控制的最低水平。获得控制后，监测仍然必要，因为哮喘是可变的疾病，必须注意监测，根据病情调整治疗。

对于哮喘的治疗效果，家长要有一个客观的认识。哮喘治疗采取的是综合治疗手段，有药物治疗，包括规范化的药物治疗、特异性免疫治疗等。同时也有非药物治疗，如哮喘防治教育、避免接触过敏原及其他哮喘触发因素、患儿心理问题处理、生命质量、药物经济学等诸多方面。所以，哮喘疗效的好坏并不取决于"药物"这一单一因素，而是取决于多方面因素。其中最重要的还是尽早开始治疗，坚持长期、持续、规范、个体化的治疗原则。

心理调节必不可少

小儿哮喘发作与心理因素存在一定关系，心理因素可以直接或间接诱发、加重哮喘发作，而哮喘迁延不愈及发作时的喘憋、濒死感又会引发各种心理问题，形成恶性循环。因此，对哮喘患儿不仅要进行躯体治疗和生活护理，还要针对精神因素、情绪异常进行心理治疗。

针对哮喘患儿的心理问题，家长首先应该调整自己的心态，避免厌恶、歧视患儿，但也不能过分宠爱，应尽量营造一个欢乐、富有安全感的氛围。经常与患儿沟通，关注患儿的内心及情绪变化，积极与患儿探讨问题及解决困难，不要因为患儿的病情过于焦虑，也不要由于患儿无法按时、规律用药而责罚他。避免过度关注患儿的病情，避免过多的保护，对患儿要适当地安慰和鼓励，消除患儿的紧张和焦虑，争取像对待正常儿童那样，在病情许可的条件下，经常外出走动。

对于患儿，应该适当控制情绪，多与同学及哮喘病友沟通，有问题及时向父母及医生反映，不能因为羞怯或不想服药而隐瞒病情。自觉养成良好的生活习惯，早睡早起。哮喘缓解期患儿可以适当参加运动，如跑步、游泳、骑自行车等。运动量宜从小到大，从弱到强，逐步适应。

哮喘常用药物清单

儿童支气管哮喘反复发作或哮喘控制不佳不仅影响患儿学习、日常活动，同时消耗着大量的医疗资源，给社会造成了沉重的负担。哮喘急性发作常可危及生命，部分哮喘慢性持续甚至会发展到成人期，对其未来工作、生活造成影响。幸运的是，随着医学科学技术的迅速发展，现代医学已经完全掌握本病的发生发展规律，多数情况下诊断不难。为了达到控制，甚至治愈哮喘的目的，需要患儿及家长共同努力。

具体来说，儿童支气管哮喘主要有 6 项治疗目标。

1. 有效控制哮喘急性发作，甚至无发作。
2. 防止哮喘急性加重。
3. 尽可能使肺功能维持在接近正常水平。
4. 让患儿保持正常活动（包括运动）的能力。
5. 避免哮喘药物的不良反应。
6. 预防哮喘导致的死亡。

治疗哮喘的常用药物

在临床中，常见的治疗哮喘的药物分成下面几类。

1. 糖皮质激素

最常见的治疗哮喘的药物，吸入性糖皮质激素是抑制气道黏膜炎症的最有效药物，并能增加 β_2 受体激动剂的支气管扩张作用，而且在适当剂量下，不会引起全身激素应用的不良反应，故在哮喘治疗中受到高度重视。

2. 支气管舒张剂

β_2 受体激动剂 短效 β_2 受体激动剂是最有效的支气管舒张剂，主要作用于小气道。现主张在有症状时按需吸入，在症状未控制时，作为激素吸入的补充治疗。吸入性糖皮质激素联合长效 β_2 受体激动剂具有协同抗感染和平喘作用，尤其适用于中重度哮喘的长期治疗。

茶碱类 松弛支气管平滑肌，还有一定的抗感染作用。

抗胆碱类 对气道平滑肌有较强的松弛作用，主要作用于大中气道。

硫酸镁 一般认为镁能调节多种酶活性，降低支气管平滑肌的紧张度。

3. 过敏介质释放抑制剂

如白三烯调节剂、抗组胺药物等。

4. 其他

免疫调节剂、中药等。

缓解哮喘的常用药物

缓解哮喘的药物是指按需使用的药物，这些药物通过迅速解除支气管痉挛从而缓解哮喘症状，其中包括：

短效 β_2 受体激动剂 是目前使用最广泛、最有效的支气管舒张剂，尤其是吸入型 β_2 受体激动剂，广泛用于哮喘急性症状的缓解治疗，适用于任何年龄。常用的短效 β_2 受体激动剂包括沙丁胺醇、特布他林，可以吸入、口服、静脉、透皮给药。

全身用激素 哮喘急性发作时，病情较重，吸入高剂量激素效果不佳，或近期有激素口服史，或有危重哮喘发作史，应早期口服或静脉使用糖皮质激素防止病情恶化，以减少住院率，降低死亡率。

吸入性抗胆碱能药物 如异丙托溴铵，可阻断节后迷走神经传出支，通过降低迷走神经张力而舒张支气管，其作用比 β_2 受体激动剂稍弱，起效也稍慢，但其疗效也很值得肯定，长期使用不易产生耐药，不良反应少，常与 β_2 受体激动剂合用，使支气管舒张作用增强并持久。某些哮喘患儿应用较大剂量 β_2 受体激动剂后不良反应明显，可换用此药，尤其适用于夜间哮喘及痰多患儿。剂量为每次 $250 \sim 500$ 微克，用药间隔同 β_2 受体激动剂。

硫酸镁 初始治疗无反应，伴持续低氧血症，或治疗 1 小时后肺功能 FEV_1 仍低于 60% 者，考虑静脉应用硫酸镁。

短效茶碱 哮喘缓解药物，由于"治疗窗"窄，一般不作为首选药物，适用于对支气管舒张药物和糖皮质激素无反应的重度哮喘。

控制哮喘的常用药物

哮喘控制药物是指需要长期每天使用的药物。这些药物主要通过抗感染作用使哮喘维持临床控制，其中包括：

糖皮质激素 吸入性糖皮质激素是哮喘长期控制的首选药物。可有效控制哮喘症状，改善生命质量，改善肺功能，减轻气道炎症和气道高反应，减少哮喘发作，降低哮喘死亡率。长期口服糖皮质激素适用于重症未控制的患儿，尤其是糖皮质激素依赖型哮喘。

白三烯调节剂 属于非激素类抗感染药，它能抑制气道平滑肌中的白三烯受体活性，从而抑制和预防白三烯导致的血管通透性增加，以及气道嗜酸性粒细胞浸润，解除支气管痉挛。

长效吸入 β_2 受体激动剂　主要包括沙美特罗、福莫特罗，与激素联用具有协同抗感染、平喘的作用。长效口服 β_2 受体激动剂可明显减轻哮喘夜间症状。由于潜在的不良反应，不主张单独使用，需要与吸入激素联合使用。

茶碱　具有舒张气道平滑肌、强心、利尿、扩张冠状动脉、兴奋呼吸中枢和呼吸肌等作用，可作为哮喘缓解药物。但由于"治疗窗"较窄，毒性反应相对较大，一般不作为首选用药，适用于对最大剂量支气管舒张药物和糖皮质激素治疗无反应的重度哮喘，有助于哮喘的控制，减少激素剂量。用药途径包括口服及静脉给药。

治疗讲究原则

儿童支气管哮喘的治疗根据病情的不同，治疗原则也不同。

急性发作期：快速缓解症状，如平喘、抗感染治疗。

慢性持续期和临床缓解期：防止症状加重，预防复发，如避免触发因素、抗感染、减轻气道高反应性、防止气道重塑，做好自我管理。

另外，患儿及家长应该坚持长期使用哮喘控制药物的基本原则。有些哮喘患儿及家长认为只在患儿出现哮喘临床症状时才需要治疗，不重视平时的预防治疗。其实哮喘和高血压、糖尿病一样属于慢性病，哮喘是肺部慢性炎症性疾病，在遇到诱因时发作，所以要形成有效治疗哮喘的概念，把治疗重点放在平时控制治疗上。只有这样，哮喘患儿才能免除哮喘反复发作的困扰，和正常人一样生活。

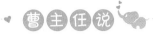

　　哮喘是气道慢性炎症，常急性发作，治疗的根本在于规范化用药，控制或减少发作。这不但需要医护人员正确指导，更需要患儿及家长的积极配合。但临床上很多患儿病情缓解后或一段时间不发作，家长就误认为是已痊愈，或担心用药不良反应自行停药，以致哮喘反复发作。所以，家长要对哮喘有科学的认识，遵医嘱给孩子正确用药，监督患儿正确吸药，做好家庭管理和监测，与医生建立良好的医患关系，这对有效控制哮喘非常重要。

雾化吸入设备的选用

哮喘急性发作是气促、咳嗽、胸闷等症状突然出现或进行性加重，常有呼吸窘迫，以呼气峰流速值（PEFR）下降为特征。为尽快缓解哮喘急性发作的症状，改善肺功能，采用雾化吸入治疗可取得良好的疗效。

吸入疗法是世界公认的最佳疗法，自 2003 年开始，我国《儿童哮喘防治常规》和《儿童支气管哮喘诊断与防治指南》也把吸入疗法作为防治哮喘的首选疗法。吸入疗法，也可以称之为雾化吸入疗法，它是通过呼吸直接将药物，如硫酸沙丁胺醇、吸入用异丙托溴铵、特布他林、复方异丙托溴铵、吸入用布地奈德混悬液等送到疾病部位，从而起到精准治疗的效果，而且药物可以直达气道的靶细胞，高浓度快速起效，药量基本上仅为口服药的几十分之一。所以，其可能产生的不良反应微乎其微，长期吸入治疗无明显不良反应，不会影响孩子的生长发育。

雾化吸入设备的选用

雾化吸入的装置有：压力定量气雾吸入器（pMDI）、pMDI+ 储雾罐、干粉吸入器等。

pMDI 外形很轻巧，适合随身携带。操作方法是移开喷口的盖子，用力摇匀管内药液，然后轻轻地呼气，直到感觉呼不出气时，将喷口含在嘴里，缓慢地深吸气的同时按压瓶管顶端部位将药物释出，再屏息 10 秒，再缓慢呼气。总的来说，使用 pMDI 需要吸入与释出同步，深吸气后还需要尽量长地屏气。而且，这种给药方式，药物在肺的沉降率不高，仅 10% ～ 12%，约 80% 的药物颗粒沉积在口咽部，因此容易引起声音嘶哑、咽部不适等不良反应。其所含的抛射剂，也会引起环境污染。

pMDI + 储雾罐　将 pMDI 喷口与罐相衔接，从 pMDI 释放出的药物可以在瓶中停留数秒，患儿可以从容吸入，按压不必与吸气同步，也不需要屏气。而且药物在肺的沉降率可达 20%，在口咽部的沉降率减少，不良反应也会相应减少。不足之处是装置体积大，携带不方便。

干粉吸入器　不需要吸气与手按压动作的协调，只利用吸气时所产生的气流便可以将药物微粒送入呼吸道，而且进入气道和肺组织的药量要比气雾剂多，而停留在口咽部的药物要比气雾剂少，因此不仅增加了疗效，还减少了口咽部的不良反应。且不含氟利昂，避免了对环境的污染。目前，干粉吸入器主要有储存剂量型的都保（Turbuhaler）、旋转式吸入器（spinhaler）、多剂量的准纳器 TM（Accuhaler）、单剂量的吸乐（Handihaler）。其中都保吸入器、准纳器使用比较广泛。

舒利迭的使用方法

舒利迭（沙美特罗替卡松气雾剂），是干粉吸入器的一种，常用于接受吸入性糖皮质激素的治疗、症状未被充分控制的病人，还用于接受吸入性糖皮质激素和长效 β_2 激动剂治疗而症状得到了充分控制的病人。其具体使用方法为：

打开　一手握住准纳器的外壳，让剂量视窗面对你，另一只手的大拇指放在手柄上，向后推至尽头卡住。

上药　这时你会看到上药扳手，用大拇指将上药扳手向后扳到底，你会听到"嗒"一声，此时即有一次剂量可供使用。此时不要随意拨动滑动杆，以免造成药物的浪费。

吸药 上半身保持直立状态，头颈不要前倾。先向外吐一口气（勿朝吸嘴吹气），然后将吸嘴放入嘴唇内，嘴唇包裹住吸嘴，快速地吸饱一口气，切记不要用鼻吸气。然后将准纳器取出，屏气 10 秒后再慢慢呼气，即完成一次吸入剂量。

关闭 用纸巾擦干净吸嘴，将拇指放在手柄上，向左推，听到"嗒"一声，准纳器即关闭，注意关闭的过程不需扳回上药扳手。

注意：吸药后及时漱口，以防鹅口疮的发生。

由于不同设备的使用方法不同，对宝宝的配合也有一定的要求，建议不同年龄的宝宝使用不同的吸入装置，患儿及家长也要正确掌握吸入方法，以确保疗效。

4 岁以下小儿 采用有活瓣的戴面罩的储雾罐 +pMDI，或用气流量 ≥ 6 L/min 的氧气或压缩空气（空气压缩泵）做动力，通过雾化器吸入药物。目前使用的普通超声雾化器不适用于哮喘治疗。

4～6 岁小儿 除应用雾化吸入外，可采用有活瓣的储雾罐协助使用 pMDI，部分患儿可用干粉吸入剂。

6 岁以上小儿 可应用都保、准纳器及旋转式吸入器吸入干粉剂，也可借助有活瓣的储雾罐 +pMDI。

家长在为孩子做雾化吸入时，要注意 4 个方面。

1. 用药要遵医嘱，雾化液现配现用，不要一次性配太多。

2. 雾化前半小时最好不要让孩子吃东西，避免雾化吸入过程中气雾剂刺激口咽，引起孩子呕吐，从而出现呛咳或窒息的情况。

3. 在做雾化前给孩子清洗面部，防止给孩子用的油性面霜将药物吸附在脸上，雾化后及时洗脸。

4. 雾化后要及时漱口或多喝水，以减少药物对口咽部的刺激。

吸入疗法在实际操作中的问题

雾化吸入治疗，吸入设备、药物的选择不仅决定着治疗效果，雾化吸入期间的一些小细节也会影响疗效。以下这些在雾化吸入治疗中的小问题，你是否也正想问？

问：做雾化时用鼻吸还是用嘴吸？

答：由于我们人类鼻腔的口径较口腔小，而黏膜鼻甲弯曲，药物粒子经过时容易沉降。也就是说，在鼻腔停留的药量比较多，那么到达肺泡或小气道的粒子数量就会减少，所以用嘴吸的治疗效果更好。但年龄太小的儿童不会配合进行嘴吸，所以此时一般会采用面罩吸入，年龄较大的患儿则建议用嘴吸。

问：雾化过程中需要注意什么？

答：吸入激素类药物前避免在面部涂脂类油膏，因为脂质会增加皮肤对激素的吸收；吸入后立即给患儿清洗脸部，避免皮肤吸收一些药量；如果患儿呼吸道分泌物比较多，家长可以帮孩子拍背咳痰，必要时可通过工具吸痰；患儿哭闹时不可强制进行雾化，应当安抚或在其熟睡后再做；哭闹时面罩不要紧扣口鼻，以免家长无法观察到患儿的面色；如果患儿出现口鼻发绀的表现，应暂停雾化，待其好转后再进行雾化；雾化后让患儿漱口，可减少药物在口腔和咽部沉积，避免念珠菌感染。

问：雾化时，孩子是坐着吸还是站着吸？

答：建议坐位，如果是婴幼儿可半坐卧位，这样有利于药液沉积到气管和肺内。

问：雾化多长时间可以停止？

答：根据病情，控制好雾化吸入的间隔时间。吸入治疗掌握适时、适度是很重要的，应当参考药品说明书关于最大剂量和间隔时间的说明。既要防止患儿吸入的间隔时间过长、痰液黏稠及排痰困难，还要防止吸入过量。如果患儿吸入的量超过了气管、肺对水分的清除能力，就会促使痰量过多，甚至会出现肺水肿等疾病。

问：雾化在家里做好，还是去医院做好？

答：其实哮喘雾化治疗在家做是可以的，只要家长操作正确，一般是没有问题的。尤其需要长期雾化的孩子建议在家雾化治疗，因为患儿在熟悉的环境中可有效避免恐惧造成的哭闹，更易配合操作，并且减少去医院的次数，可有效避免孩子出现交叉感染。

为什么做了雾化后，宝宝反而喘得厉害了？

有的孩子在做雾化的时候喘得厉害，不做雾化的时候反而好很多，此时要检查一下雾化装置是否很久不用了，是否被真菌等物质污染。如果被污染的话，就很有可能导致孩子做雾化时出现一些过敏的反应。目前用的雾化罐大多数是一次性的，一般建议一个星期更换一次雾化罐。

另外，极个别的孩子可能会对某种雾化药物有过敏反应，如果是这种情况的话，就需要考虑换用其他的药物了。

雾化后喘得更厉害的患儿，需要每个月到医生那里随访一次。医生会根据孩子病情控制的情况来决定是否给孩子继续用原来的药，或者是否需要加量或减量。

支气管哮喘的孩子需要长期治疗，需要根据孩子病情控制的情况来调整治疗方案。一般来说，小年龄的哮喘儿童抗哮喘治疗的时间至少要半年到一年。

家长对长期用药的顾虑

曾有一位患儿，4岁8个月，体重20千克，身高103厘米，感冒、咳嗽、发热，时好时坏将近1年，吃药、打针都不见效果，一直咳嗽不停。晚上睡觉前、早晨起床前咳嗽得特别厉害，后来睡觉时，能听到孩子的嗓子里面有吱吱的声音。家长带着孩子去医院检查被确诊为小儿支气管哮喘。过敏原检查发现，孩子对蔗糖、鸽子毛、草莓、尘螨过敏。确诊后一直用药（普米克早晚各吸1次，氯雷他定每天吃1次），用药差不多一年，家长发现孩子的身体一直时好时坏。有1个月，孩子感冒2次，不发热，主要表现为咳嗽很厉害，必须用阿奇霉素才能缓解。后来又口服2次阿奇霉素，但还是有些咳嗽。这么一折腾，家长开始担心经常服用激素会不会影响孩子的身体健康，进而发现孩子比同龄的孩子偏矮，这让家长更担心了，遂到医院咨询使用普米克（糖皮质激素）控制哮喘是否有必要。

在临床中，担心哮喘使用糖皮质激素会影响孩子生长发育的家长很多。在回答是与不是之前，我们先做一个单项选择题。

宝宝哮喘时，你第一时间要做（　　　　）

A. 用药立刻缓解哮喘

B. 为避免药物不良反应，依靠自身抵抗力缓解

C. 只要不用激素，其他方法都试试

目前，医学对疾病的认识已经发展到前所未有的高度，临床所使用的治疗方法在国际上也无多大的差别。虽然儿童支气管哮喘是一种与遗传相关的、以变态反应为基础的慢性反复发作性疾病，难以彻底治愈，特别是过敏性体质往往是终生性的，但以目前的医学手段，做到缓解还是可以的。而糖皮质激素是控制气道慢性炎症最重要的药物，也是目前控制慢性哮喘反复发作最有效的药物。

激素治疗很安全

目前，儿童哮喘的一线治疗药物是吸入性糖皮质激素，并非口服或者静脉应用的糖皮质激素。吸入性糖皮质激素每日只用 200 ～ 400 微克（少数患儿用到 800 微克），相当于传统全身用量的 1/100，甚至更少。且用后全身不良反应少，通过吸入药物直接作用于气道黏膜，局部抗感染作用强，是目前首选也是最有效的药物。国外和国内多中心的随访研究均表明，远期随访至成年，与正常儿童相比，吸入性糖皮质激素的使用不影响患儿身高，未导致患儿体重增长。而反复多次发作哮喘，每次发作均使用静脉或口服糖皮质激素治疗的患儿，成年期身高和体重均比正常同龄人下降，肺功能也较正常人显著降低。

因此，哮喘规范化的治疗是不影响儿童生长和发育的，未坚持治疗导致的哮喘反复急性发作才会影响儿童生长和发育。

治疗达标的标准

经过规范化治疗，哮喘患儿的症状可得到有效控制。那么如何判断哮喘患儿是否达到了治疗目标呢？有以下标准提示患儿病情得到控制，包括：

——无日间症状；

——未用沙丁胺醇等急救用药；

——没有活动受限；

——未发生因哮喘而夜间憋醒的情况；

——无急性发作；

——未到急诊就诊。

病例中的这个患儿经过哮喘治疗以后，效果不是太好，经常感冒，从诊断方面主要看其是不是一个单纯的哮喘，有没有合并其他的问题。比如，鼻-鼻窦炎、阻塞型睡眠呼吸暂停低通气综合征、胃食管反流病等，如果有其他合并症，要同时治疗。还需要注意鉴别诊断其他的疾病。如果诊断没有问题，只是单纯哮喘，那治疗方面就要注意用药的方法是否正确。4岁多的孩子，无论吸入的普米克是干粉剂还是气雾剂，都有吸药的技术问题，掌握好吸药技术才能得到好的疗效。

吸入药物时，一定要把药吸入到肺里才能起效。如果吸入技术不好，药就在嘴里或在咽喉部，一点都没到肺里或者到的量极少，这样治疗效果肯定不好。

家长如果因为担心药物的不良反应，在哮喘病情没有控制好的情况下就减少用药剂量或者停药，会使疾病更加厉害。减少药量和停药一定要在医生的指导下进行，要在孩子病情完全控制的基础上才能考虑。若孩子现在病情没有控制住，还经常有咳嗽，盲目减药的话，会加重病情。

另外，装修可能会对身体有一定的影响，尤其是对哮喘的孩子。一些特殊的气味或者甲醛本身对呼吸道有一些刺激。所以，哮喘患儿如果经常发生咳嗽、发热等情况，家长也要反思一下是否也有装修的因素在里面。

变应原特异性免疫疗法

治疗哮喘，临床目前有一种新的治疗方式——变应原特异性免疫疗法，它是一种对因治疗方法，是目前可以改变过敏性疾病自然进程的唯一治疗方法。适用于症状持续，采用变应原避免措施和控制药物治疗后不能完全消除症状的中、重度哮喘或哮喘合并变应性鼻炎的患儿。在检查明确变应原后，让患儿由低剂量开始接触此种变应原，剂量逐渐增加，达到维持量后持续足够疗程，以刺激机体免疫系统产生对该变应原的耐受，当过敏体质的患儿再次接触该变应原时，过敏症状明显减轻或不再产生。治疗结束后疗效可以持续多年，还可以减少新的变应原引发的过敏反应。目前，我国儿童变应原特异性免疫疗法所应用致敏变应原的类型主要为尘螨，治疗途径包括舌下含服和皮下注射。

除了常规治疗，为了避免哮喘患儿时常"感冒"，家长及患儿需要注意平时生活中的细节，如患儿哮喘发作时，衣着不能太紧、太厚，以免影响呼吸活动，从而加重病情。同时家长应该注意，天气变化、冷空气是哮喘患儿发病的常见因素，家长需要按季节、天气、气温及时给患儿增减衣物，避免冷空气等的直接刺激，同时也要避免呼吸道感染间接诱发哮喘发作。针对哮喘患儿的衣服，洗涤时不要加入过多的洗涤剂，尤其是带有刺激性气味的洗涤剂，以防气味刺激哮喘发作。哮喘患儿的衣服及被褥应该经常接受阳光的暴晒，卧室避免铺毛毯，以防尘螨的附着。避免穿皮草等易携带尘螨的衣物。在衣服的选材上应避免使用鸭绒或化纤衣服，内衣裤最好采用棉制品。家长在生活、穿衣细节上避免刺激患儿的因素，也是一种很好的辅助治疗。

哮喘患儿有必要注射流感疫苗

大量研究表明，上呼吸道感染可以是哮喘发作的激发因素，上呼吸道感染即我们通常说的"感冒"，大多由病毒引起，病毒侵入机体后直接损伤呼吸道上皮细胞引起炎症反应。同时，呼吸道感染引起气道上皮的屏障功能受损，使过敏原易于透过屏障进入机体，导致机体免疫损伤，从而增加哮喘发作机会。我国儿童哮喘以呼吸道病毒感染为主要诱发因素之一。在冬季，流感病毒感染是哮喘儿童哮喘恶化和住院的潜在原因。此外，哮喘儿童流感相关并发症的风险比没有哮喘的儿童增加31%～91%。

但引起"感冒"的病毒种类繁多，较难预防，只能依靠增强体质、流感季节注意防护等方式减少发生，如增加体育锻炼，增强体质。注意随季节、温度及时增减衣物。远离呼吸道感染患者，尤其是流感季节注意防护，远离传染源。养成勤洗手、爱卫生的好习惯。均衡饮食，不挑食。此外，还可以注射流感疫苗。

每年接种流感疫苗是预防流感、减少流感相关并发症的最有效措施。世界卫生组织强烈建议为所有6个月以上的儿童接种流感疫苗，特别是高危优先群体，其中包括6～59个月的儿童及有哮喘等慢性病者。

但目前哮喘患儿流感疫苗接种率普遍较低，因为他们担心哮喘恶化或对残留鸡蛋白的过敏反应。因此，哮喘患儿流感疫苗如何合理应用备受大家关注。对哮喘伴或不伴鸡蛋过敏儿童接种流感疫苗建议如下：

1. 强烈建议哮喘伴或不伴鸡蛋过敏儿童接种流感疫苗。因为不接种风险明显大于接种风险，流感疫苗对鸡蛋过敏及哮喘儿童安全有效。

2. 三价灭活流感疫苗（IIV3）或四价灭活流感疫苗（IIV4）被推荐为哮喘儿童的首选。

3. 轻度到重度鸡蛋过敏儿童，流感灭活疫苗（IIV）、流感减毒活疫苗（LAIV）均可。如果对鸡蛋过敏较严重（如有血管水肿、呼吸窘迫、头晕或反复呕吐或需要肾上腺素或其他紧急医疗干预的情况），需选定在住院或门诊医疗环境中进行，疫苗的管理应由能够识别和管理严重过敏反应的专业人员监督。

对于严重哮喘或严重哮喘合并鸡蛋过敏患儿接种流感疫苗安全性数据少，有待进一步的研究。

虽然 2018—2019 年免疫接种咨询委员会（ACIP）、美国儿科学会（AAP）不建议在哮喘患儿或 2～4 岁反复喘息或近期喘息的患儿中使用流感减毒活疫苗（LAIV），但越来越多的证据表明，即使在哮喘患儿中，LAIV 的疗效和安全性也优于流感灭活疫苗（IIV）。

英国免疫指南建议在社区中对 2 岁以上的儿童使用流感减毒活疫苗，包括哮喘患儿和鸡蛋过敏者，除非他们有严重或严重恶化的哮喘。

全球哮喘防治创议也建议为患有过敏性疾病，特别是哮喘的儿童接种流感疫苗，以预防哮喘恶化。

然而，在维持吸入性糖皮质激素治疗的患者中，对哮喘恶化和免疫反应不良的担忧阻碍了疫苗的接种。尽管流感有可能增加哮喘的发病率，但仍有 75%～90% 的哮喘患儿未接种流感疫苗。

有一些家长担心孩子接种疫苗后会降低免疫力，这可能是在孩子接种疫苗后看到一些表现，才产生的误解。

　　流感疫苗是一种流感病毒蛋白，接种后诱发人体的免疫系统，产生保护性抗体。但是孩子在接种疫苗之后可能会有一些不良反应，包括轻微发热、乏力、全身不适等，但大多症状比较轻微，不需要处理即可自行好转。所以，疫苗不会降低免疫力，在接种流感疫苗之后，孩子抵抗流感的能力会明显增加。

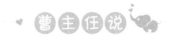

　　儿童流感疫苗的合理、广泛接种存在多方面因素，其中医护人员对疫苗接种的认可，对患者的依从性有很高的预测作用。所以，我们医护人员要重视哮喘患儿流感疫苗的合理接种，做好宣教和推荐工作，从而更好地管理哮喘患儿。

脱敏疗法，针对疾病根本的治疗

脱敏疗法适用于吸入性过敏原筛查阳性的患者。对于食物及药物过敏原，应该采取避免再次接触或是进行特定的脱敏治疗。

脱敏治疗也叫变应原特异性免疫治疗，就是让患者由低剂量开始接触特异性过敏原制剂，剂量逐渐增加，以达到维持量后继续疗程，刺激机体免疫系统产生对该过敏原的耐受能力，使患者再次接触该过敏原时，过敏症状明显减轻或是不再出现过敏症状。

脱敏治疗主要有以下两种给药方式：

舌下含服 是近年来新出现的脱敏治疗方法，而且用药方便，疗效确切，同时还降低了特异性免疫治疗出现全身严重不良反应的概率，是较为安全的脱敏治疗方式。

皮下注射 是经典的脱敏治疗方法，疗效确切，但是需要反复皮下注射用药，有可能引起严重的全身性不良反应，但是全身不良反应的发生率很低。

脱敏治疗给患儿带来的好处

对因治疗 脱敏治疗能够刺激患者的免疫系统产生对过敏原的耐受力，从而明显减轻甚至完全缓解患者的过敏症状，减少对症药物的使用，明显改善患者的生活质量，在脱敏治疗结束后，疗效仍能持续。

预防作用 可以预防变应性鼻炎发展为哮喘，避免哮喘向慢性阻塞性肺疾病、呼吸衰竭发展，同时预防新的过敏症状的发生。

适合脱敏治疗的宝宝

有以下情况的宝宝可以接受脱敏治疗：

——宝宝有明确的过敏原，却无法彻底避免接触；

——宝宝出现抗组胺药或是局部用药不足以控制的症状；

——有过敏史的轻、中度哮喘患儿和变应性鼻炎患儿。

有以下情况的宝宝不适合做脱敏治疗：

——当宝宝处于严重的免疫病理状态或是患有恶性肿瘤时；

——对使用肾上腺素有禁忌证，如长期持续使用 β 受体阻滞剂治疗的宝宝；

——患有难以控制的严重哮喘的宝宝；

——缺乏协作和严重心理失调的宝宝；

——小于 4 岁的宝宝。

小宝宝在进行脱敏治疗的时候，一般都是妈妈在旁照顾，因此，宝妈们需要注意以下几点。

1. 脱敏治疗的疗程

脱敏治疗根据脱敏药物生产厂家的不同，脱敏种类（是针对螨虫、真菌还是花粉等）的不同，注射的时间间隔也有所不同。首都儿科研究所采用进口尘螨脱敏液治疗，分为初始阶段和维持治疗阶段。

初始治疗是每周注射 1 次，从起始量开始逐渐递增到维持量，需要 4～6

个月的时间；维持治疗为每隔 6 ～ 8 周注射 1 次。总的治疗时间需要 3 年以上。

在脱敏治疗中常见的不良反应有：

——个别患儿会出现局部注射处红肿瘙痒；

——极少数才会出现哮喘、鼻炎的症状，经对症治疗后会很快得到控制；

——有出现全身过敏的可能，但是极其罕见。

必要时可以在治疗前半小时按医嘱服用抗过敏药物作为预防的用药。

3. 注射前后的注意事项

在注射前确保良好的状态：一般注射是在餐后，患儿要保持安静，在注射前 30 ～ 60 分钟服抗组胺药。

注射后要注意观察：要在诊室观察 30 分钟，1 小时内需由家长监护。回家后 24 小时内要随时注意不良反应的发生，避免剧烈运动，避免长时间洗热水澡。

4. 出现这些情况需要推迟治疗

当宝宝出现以下任何一种情况时，宝妈们需要考虑延迟脱敏治疗：

——宝宝出现特应性皮炎恶化；

——宝宝同时使用了 β 受体阻滞剂进行治疗；

——宝宝在过去 1 周内接受过其他疫苗注射；

——宝宝在 1 周内出现呼吸道感染或是出现全身性的症状；

——宝宝在治疗前 3～4 天出现哮喘恶化的情况；

——宝宝峰流速值比平常值降低超过 20%。

在临床中，脱敏疗法不是哮喘治疗的金标准，也不是治疗哮喘的主流，但我们不能忽视它对哮喘防治的意义。

复诊检查有利于调整治疗方案

复诊可以让医生对患儿的情况有个详细的了解，并确认治疗是否有效、病情是否稳定，针对患儿的病情及时地调整治疗方案，避免过度治疗。因为哮喘是一种慢性气道疾病，临床表现为反复急性发作和缓解交替出现，急性发作期易于发现，及时诊治。然而缓解期可以没有症状，肺功能可在正常范围内，而实际情况是气道的慢性炎症仍然存在，所以家长及患儿应注意规范化用药，定期复诊。

复诊时间安排

如果患儿处于急性发作期，且就医时肺功能较差，或就诊时诊断不明确，应该在哮喘诊断性治疗一星期或半个月之内复查肺功能或遵医嘱。

如果患儿经过一段时间的治疗，近3个月内临床症状得到控制，那么，患儿可以根据自己的情况2～3个月去复诊。临床症状控制表现为：日间症状≤2次/周，活动不受限，没有夜间症状，急救药物的使用≤2次/周，肺功能正常。

如果患儿在使用最低剂量，且半年内没有哮喘发作的前提下，可以根据情况，半年或哮喘发作的时候复诊。

复诊的检查项目

1. 测峰流速值

这个方法可以在家自行进行哮喘监测，帮助患儿客观地了解哮喘的变化，尽早发现哮喘的复发和恶化，在哮喘复发之前就医，避免哮喘发作。测定 PEFR 的最佳时间，应该是 2 次 / 天，早晨起床后及晚上睡觉前。每次测定 3 次，记录最佳值。得到 PEFR 最佳值和日间变异率时，每日测得的 PEFR 值不能低于个人最佳值的 80% 或者日间变异率不能大于 20%，否则需要去医院就诊。家长将这些测定值详细记录在日记本上，复诊时带着这个日记本，医生会根据在家测定的数值评判孩子的康复情况。

2. 肺功能检测

哮喘治疗的计划包括维持治疗、升级治疗、降低治疗及停药，医生会根据宝宝的病情适时调整治疗方案，而治疗计划的变更就要参考很多主观指标，而肺功能作为为数不多的一个客观指标在决策中就显得尤为重要。肺功能的检查，能让我们更清楚地了解哮喘最近控制的情况、用药效果、用药是否正确、肺功能是否得到良好锻炼等。

曾有一位"老病号"患儿，被诊断为哮喘后，前两年的治疗效果很好，复查时的肺功能也不错，家长和我们正在期待下一次复查肺功能正常时，孩子竟然住院了，肺功能检查也开始逐渐下降。我们都很奇怪，孩子用药很自觉也很规律，吸入药物的方法也正确，为什么病情总是反复呢？我让家长仔细观察一下孩子的生活和用药上的细节，协助我们找到原因。第二天，孩子的爸爸就过来跟我们说，孩子吸入药物的时候不用力，一副漫不经心的样子。其实，很多患儿长期用药都会觉得疲惫，不耐烦，病情好一点时就开始不用力吸药了，这样肯定会影响病情的稳定和后期治疗。

讲这个病例，只是想告诉大家，由于哮喘治疗时间长，变数很多，所以定期复查肺功能，有利于我们及时发现问题，早期纠正，让孩子的病情发展从偏离的轨道上回到正轨。

复查项目中的肺功能检查，与诊断类似，会有肺通气功能检查、支气管激发试验、支气管舒张试验等检查项目，通常适合≥5岁的患儿。除了这些常规检查项目，医生根据病情还会做以下几项：

①最大呼气流速－容积曲线测定：是通过缓慢吸气至肺总量，然后尽快地用力呼气至残气位。5岁以上的患儿基本能配合用力呼吸及憋气等动作，这种检测比较普遍。

②脉冲振荡检测（IOS）：可以记录自主呼吸时通过气道的压力与流速，经过计算即可得出各种振荡频率下的测定值。优点是不需要患者特殊配合，自然呼吸1～2分钟即可，适合可自主平静呼吸的3～5岁的学龄前儿童。

③婴幼儿肺功能检查：适用于婴幼儿的肺功能检查，包括体描仪法、潮式呼吸法、超声波法、胸腹腔挤压法、气流阻断法、强迫振荡法及血气分析等，主要检测肺的容量、气体流速、气道阻力、肺顺应性、支气管反应性及呼吸力学等。

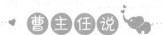

曹主任说

家庭是孩子成长的土壤，孩子患病必然会给家庭的生活带来些许的不便，有些家长看孩子康复得不错，会忽视复查的必要性，能省则省。在此提醒各位家长，多带孩子到医院复查一次，很可能为孩子的未来减少一次哮喘的发作。这样利大于弊的事情，我们为什么不做呢？

夏季，小心空调诱发哮喘

夏季，特别是孩子放暑假期间，温度是四季中最高的，也是最让人酷热难耐的。所以，很多家庭在夏季都会选择开空调。

开空调可以给大家带来凉爽，身体不会感觉那么燥热，呼吸也会更畅快，但家长需要注意的是，不是每个人都适合长时间待在空调房中。特别是患哮喘的孩子，长期待在空调房中或者不正确使用空调，都很容易诱发哮喘。

目前，夏季儿童发生哮喘的病例正逐年增加。由于夏季室内外温差较大，尤其是在空调房间内，哮喘患儿的上呼吸道在受冷空气的"刺激"之后，本就处于高反应状态的气管、支气管就更容易发生反射性痉挛，很容易出现气喘、咳嗽等症状。所以，家长们在家使用空调时，一定要多加注意，不能开得太冷，尽量避免室内外温差过大。

另外，要定期清洗空调的过滤网，还要定时开窗换气，防止空调房内存积的灰尘和真菌诱发小儿哮喘。

除了吹空调，在夏季，大家普遍喜欢吃冷饮，小孩子更不例外。在此建议家长在饮食上多操一点心，尽量让孩子少吃或不吃冷饮，避免因刺激气管而诱发哮喘。

哮喘患儿在夏季应该怎样护理呢？

1. 孩子在大量出汗后，应先用毛巾将身上的汗水擦干，喝一些温开水，待情绪稳定后，再享受空调。

2. 生活中应尽量避免几个"冷因素"：冷空气、冷饮或冰冻食品。

3. 开窗睡觉时，注意不要使房间内产生对流风。

4. 不管是电扇还是空调，都不要使冷风直接对着孩子吹。

5. 对于过敏体质的孩子，家长应该谨慎使用驱蚊药。

为自己的哮喘治疗评分

如果在哮喘治疗过程中，给每一步设分值的话，那么：

临床经验丰富、学识广博的医生：10分。

正确使用吸入性激素 β_2 受体激动剂：10分。

白三烯受体拮抗剂的正确使用：5分。

免疫疗法的正确使用：5分。

记录哮喘日记和规范化治疗：10分。

适合的中医中药治疗：10分。

预防鼻炎和感冒：20分。

洗鼻：5分。

减少接触过敏原：10分。

适量运动：5分。

家长和患儿对哮喘的科学认识：10分。

我们看分值分配，占分最多的是鼻炎和感冒，占了20分，这是因为频繁的鼻炎和感冒会不断地诱发哮喘，让一切的阶梯性的治疗都化为乌有，它们才是造成病情反复的最大诱因。如果患儿平均1～2个月发作一次哮喘，这绝对不是医生的问题，也不是孩子的体质问题，而是家长管理的问题。大家都认为，找一位临床经验丰富、学识广博的医生，会在哮喘治疗方面起着决定性的作用，但看分值，你会发现，医生和家长都占了 10 分，所以说，好医生是良好的开端，如果家长不能做好"后勤保障工作"，治疗效果依然会大打折扣。其他方面，我们总结有 80% 的家长和患儿不会正确使用 β_2 受体激动剂；一部分人就没有使用过白三烯受体拮抗剂；免疫疗法因为使用时间长、费用高，也被一部分人舍弃……

　　如果患儿和家长能得 80 分以上，就可以很好地做到哮喘的防控，和正常人一样地生活。你有多少分呢？

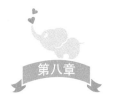

第八章

睡觉打呼噜

解除气道阻碍，做梦也香甜

不少家长看到孩子夜间打呼噜就认为孩子睡得香甜，其实这种观点是错误的。实际上小儿打鼾是一种病态，可能是患了阻塞型睡眠呼吸暂停低通气综合征，要及时带孩子到正规医院就诊，去除致病因素，以免影响孩子的生长发育。

小胖威利是个小恶魔

2015年3月，首都儿科研究所呼吸内科收治了一个以反复肺炎、伴有严重阻塞型睡眠呼吸暂停低通气综合征为主要表现的普拉德－威利综合征（Prader-Willi Syndrome，PWS）的3岁患儿圆圆（化名）。

圆圆的故事

圆圆本来是一个活泼健康的小男孩，平素睡眠中有打鼾、张口呼吸的表现。从2岁开始，就反复患肺炎，平均每1～2个月便出现发热、咳喘等症状，且均有肺部影像学证实肺部存在感染，经过抗感染治疗能好转。

就诊前2个月再次出现咳喘，并伴有高热，体温最高可达39℃，给予抗感染治疗5天后体温降至正常，咳喘有所缓解。但没想到间隔10天左右，再次出现了发热伴有咳喘加重的情况。

虽然反复生病，但圆圆的食欲并没有下降，反而越来越能吃，体重也明显增加了。反反复复地生病，不仅给家庭经济带来了严重的负担，圆圆父母的脸上也常常挂着忧愁。于是他们决定来我们医院进行全面的检查及治疗。

圆圆刚来医院时，给我们的第一印象是一个"快乐的小胖子"。身高94厘米，比同龄孩子矮；体重21千克，比同龄孩子胖。而且，他额头前突、鼻梁低平宽、杏仁眼、小嘴、上唇薄、腭弓高。虽然圆圆总是一副乐呵呵的样子，但总觉得他表情有些不自然。

入院后通过积极的治疗，圆圆发热有所好转，咳喘也有所好转。多导动态睡眠监测显示，圆圆的睡眠呼吸紊乱指数为 46.5 次 / 时，提示重度阻塞型睡眠呼吸暂停低通气综合征（睡眠呼吸紊乱指数 >20 次 / 时则为重度）。

由于孩子有特殊的面容、反复的呼吸道感染及重度阻塞型睡眠呼吸暂停低通气综合征，且孩子 3 岁多仅仅会说简单话语，不会上台阶，存在智力运动发育落后的现象，所以在入院后还对他完善了基因和染色体的检查，显示位于 15 号染色体 MAGEL2 基因的 1099 位点核酸 C>A 突变，导致相应编码蛋白质 G367C 突变。结果显示，圆圆患了 PWS。

PWS 又称肌张力低下 – 智能障碍 – 性腺发育滞后 – 肥胖综合征、普拉德 – 威利综合征，俗称小胖威利综合征，是一种罕见的遗传性疾病，在国外不同人群发病率为 1/30 000 ～ 1/10 000。虽然为遗传性疾病，但大部分患儿父母可以没有症状。部分染色体缺损、改变或该区域内相关基因突变可致本病。

我们给圆圆做了腺样体射频消融术及扁桃体切除术，术后继续给予无创呼吸机辅助通气。出院后圆圆间断进行夜间无创呼吸机治疗，同时内分泌科予以生长激素对症治疗。目前，圆圆偶尔感冒，未再患需要住院治疗的肺炎。快乐的笑容又回到了圆圆父母的脸上，圆圆的笑容也不再那么生硬了。

PWS 对孩子的影响

PWS 表现复杂多样，自生后即可出现异常，并随着孩子的成长可出现各种的生长、发育、代谢等多方面的异常。下面介绍一下它对不同时期孩子的影响：

特殊的安静 胎儿期可表现为胎动少，新生儿出生时体重常偏低、肌张力低下（身体软）、喂养困难（不吃、吸吮和吞咽困难，常需鼻胃管灌食）、哭声微弱或不哭、四肢活动力差、生长缓慢、嗜睡、反复呼吸道感染、睡眠窒息等。

特殊的外观 典型面容为窄脸、前额窄凸、长颅、单眼皮、杏仁眼、斜视、窄鼻梁、薄上唇、嘴角下垂、小嘴、小下颌，且身材矮小，肤色白，发色较淡、偏淡棕色，耳畸形，小手小脚，手狭窄且尺侧边缘较直，男孩常有隐睾。

食欲异常　半岁内常出现喂养困难，1～6岁时出现食欲亢进且无法自控、无饱腹感，新陈代谢率低，热量消耗慢，体重急速增长，可发生严重肥胖，甚至进食过多可出现胃肠道穿孔等。

运动发育迟缓　动作发展迟缓，大运动及精细运动均显著落后，比同龄人晚1～2年。随着年龄增长，肌张力会有所改善，但肌力、协调度、平衡能力落后仍持续存在。

智力/语言障碍　少数患儿会存在严重智力障碍，少数患儿智力正常，多数患儿有轻度至中度的智力损害，IQ在40～105，平均为70。多数患儿语言发育迟缓，有构音缺陷、口齿不清、语言重复等表现。

学习困难　由于智力落后，抽象思维、数学计算、系统与次序性整合及听觉获取讯息能力差，可导致学习困难，造成生活技能、问题解决能力弱，社会适应能力差。但记忆力、阅读能力较好，尤其是视觉认知、空间　概念组织能力较佳（如擅长拼图类游戏）；语言理解及表达能力尚可。

情绪、行为异常　挫败耐受力差，表现为情绪不稳，冲动，易怒，抠、抓（自损）皮肤；程序化行为，自言自语，大声说话，来回踱步；固执，以自我为中心，团队合作能力差，爱争辩，占有欲强，自尊心强，人际关系退缩；偷窃，说谎，注意力不集中，常有多动症、强迫症、抑郁症（青少年以后逐渐严重）、暴力行为等。

性腺发育不良　性腺激素分泌不足，小男生表现为睾丸未降（单或双侧隐睾）、阴茎短小；女生则出现小阴唇与阴蒂，第二性征不明显。青春期大多会延缓且性腺发育不完全。

眼部异常　表现为杏仁眼，或者斜视、近视、远视、散光、外眼角上斜、蓝巩膜、白内障。

口腔异常 患儿大多存在蛀牙、牙齿缺损、齿列异常等口腔问题。

体温调节异常 婴儿期体温不稳定，夏季常持续发热，年长儿及成年人体温敏感性差。

骨骼畸形 脊柱侧弯发生率高或驼背，常有骨质疏松、髋关节发育不良、足外翻、下肢平衡异常等。

其他 可有高疼痛阈值、甲状腺功能减退、肾上腺功能低下、皮肤瘙痒、夜晚遗尿等表现。

PWS 的诊断依据——染色体

PWS 的诊断主要依据相关临床表现及基因、染色体检查，本病目前暂无法治愈，但是早期发现并进行个体化治疗对改善生存质量、延长寿命至关重要。

PWS 的治疗——多学科综合治疗

目前 PWS 的治疗为根据不同年龄段患儿的表型特征，针对不同的内分泌代谢异常及并发症进行综合治疗，包括内分泌遗传代谢、康复、理疗、心理、营养、新生儿、眼科、牙科、骨科、外科等在内的多学科参与的综合管理模式，同时根据不同年龄段患儿的表型特征，针对不同的内分泌代谢及相关问题进行有效干预。

1. 肥胖控制

近似强迫性的进食习惯是因下视丘的功能异常所致，通常会在 6 岁之前发生，家长应该给予控制，并给予孩子均衡、低热量的饮食，避免高糖、高脂肪食物，为孩子建立良好的饮食习惯，并督促孩子养成运动的习惯。

2. 生长激素（GH）的治疗

生长激素可提高生长速率、减少脂肪堆积、增加肌肉质量及力量、促进热量消耗、促进蛋白质合成、骨质密度增加等。患儿是否需要生长激素，医生会根据睡眠评估等决定。

脊柱侧弯 脊柱侧弯发生率高，使用 GH 时，可能会因快速发育而加重脊柱侧弯。因此，在 GH 治疗之前和治疗之后，每 6～12 个月进行骨科脊柱全长 X 线正侧位摄片检查。

胰岛素抵抗与糖尿病 经 GH 治疗的 PWS 患儿的胰岛素水平显著升高，对于肥胖的 PWS 患者可能会增加患非胰岛素依赖型糖尿病（又称 2 型糖尿病）的概率，因此，PWS 患者与肥胖者都需要每 3～6 个月定期监测糖脂代谢相关指标。

阻塞性睡眠呼吸暂停（OSA） PWS 儿童、青少年的 OSA 自然发生率为 44%～100%。GH 治疗可能会引起患儿的舌体和腺体的体积增大，缩小本来就狭小的气道，加重 OSA，导致患儿在上呼吸道感染时猝死。

美国食药监局认为，严重肥胖、严重呼吸问题和糖尿病的 PWS 患者不应注射生长激素。

3. 心理疏导

部分患儿出现抑郁、自卑等不良情绪，需要进行心理疏导。

如不进行生长激素注射、生活干预，多数患儿在青少年期将死于代谢综合征、糖尿病、早发心脑血管疾病等并发症。由于患儿常有小下颌、咽部改变等上气道狭窄的表现，且多数体形肥胖，部分还有肌张力低下、肌无力，以及脊柱侧凸，故常存在阻塞型睡眠呼吸暂停低通气综合征，严重者可在睡眠时猝死。所以，一旦诊断为 PWS，就需要进行夜间多导睡眠监测。

"呼噜娃"的养成

睡眠的重要性主要体现在以下 3 个方面：

益智 睡眠较好的婴儿，智商发育也较好。对于婴幼儿来说，睡眠对孩子的记忆力、创造力、精神状态方面都有很好的作用。

促生长 生长激素 30% 左右都是夜间睡眠时分泌的。有些孩子睡眠特别不好，如果时间超过 3 个月到半年，孩子的身高会逐渐受影响，这是睡眠障碍、生长激素分泌不足引起的。

储能 睡眠对情绪状态也有很大的影响。孩子如果缺乏睡眠，或者睡眠质量不高就容易出现易怒、烦躁、行为障碍、活动能力降低等情况，会加大发生意外伤害的风险。

不同年龄段的儿童，一天睡眠多长时间最好呢？如表 8-1 所示。

表 8-1　不同年龄段儿童的睡眠时间

年龄	所需睡眠时间 / 小时
新生儿（0～2 个月）	12～18
婴幼儿（3～11 个月）	14～15
幼儿（1～3 岁）	12～14
学龄前儿童（3～5 岁）	11～13
学龄儿童（5～10 岁）	10～11
青少年（10～17 岁）	8.5～9.25
成人	7～9

人的整个睡眠过程是由一阵深睡眠、一阵浅睡眠相互交替进行的，平均2～3小时为一个周期，婴幼儿一天24小时的睡眠时间为11～12小时，但由于刚出生的宝宝神经发育还不成熟，所以睡眠时会有一惊一跳的表现，家长们不用过于担心，等过几个月，宝宝就不会这样了。深睡眠的状态是深沉、香甜的，宝宝像一个天使，也是家长们最喜欢看到的样子。而在浅睡眠时，宝宝可以出现翻身、蹬被、哼唧几声等现象，但这些也都是宝宝正常的睡眠现象。

　　如果睡眠期间出现打呼噜，是不是表示宝宝睡得更香甜呢？

睿睿（化名）的故事

　　北京的夏天，从6月就早早开启了高温模式。一天上午，呼吸睡眠门诊开诊没多久，一位4岁左右的小男孩哭哭啼啼地被妈妈拉进诊室，小男孩的妈妈说："医生，我不知道应不应该挂您这儿的号，本来想带孩子来看保健科，查查缺不缺微量元素的，但护士说让我来您这儿看看。"

　　接诊的是呼吸科常丽主任，问起小男孩睿睿的症状，他妈妈说："孩子睡眠挺好的，就是一会儿打呼噜一会儿不打呼噜，还磨牙、多汗，我们就想着孩子是不是缺微量元素或者肚里有虫。"

　　经了解得知，孩子睡觉时经常张着嘴，最近有一次挺吓人，睡着睡着突然不喘气了，持续几秒钟又正常了，白天经常揉鼻子、流鼻涕。

　　经检查发现，双侧扁桃体2度肿大且合并有鼻炎。常主任便对睿睿妈妈说："孩子这个病在我这儿能看，但是建议孩子先进行整夜多导睡眠呼吸监测检查。"检查结果显示睿睿的睡眠呼吸暂停低通气指数为10.3次/小时，属于轻-中度阻塞型睡眠呼吸暂停低通气综合征，且夜间睡眠最低血氧饱和度降至83%。请耳鼻咽喉科医师进行鼻咽镜检查，提示腺样体组织轻度增生。

　　OSAHS以睡眠期间间断性上呼吸道部分或全部梗阻为特点，从而打乱正常睡眠通气、睡眠结构及睡眠方式，造成睡眠呼吸障碍。鼻炎、扁桃体

2度肿大，这些都可能是孩子打呼噜、呼吸有暂停的病因。从症状上来说，OSAHS除了有打鼾、睡眠不安和张口呼吸等常见症状外，还有尿床、夜间多汗、睡姿异常、反复呼吸道感染等表现，并可出现注意力不集中、多动、学习成绩下降、神经行为改变、认知障碍等，长期发作可造成生长发育迟滞、高血压、心脏扩大、右心衰竭及肺心病等。

曾有新闻报道：在其他小朋友午睡起床后，广州4岁半男童却不见醒来，等老师发现后将孩子送到医院时，男童已经没有了呼吸心跳，嘴唇、四肢发紫，最终抢救无效死亡；常州一位3岁男童也是无故窒息，园方以为睡觉没醒过来；一个活泼可爱的小宝宝在母亲的手臂中酣睡，突然窒息而亡……

这些例子不是危言耸听，而是要大家提高警惕，不少家长看到孩子夜间打呼噜就认为孩子睡得香甜，其实这种观点是错误的。实际上小儿打鼾是一种病态，可能是儿童OSAHS，要及时带孩子到正规医院就诊，去除致病因素，以免影响孩子的生长发育。

人怎么会打鼾呢？

睡眠时，气体正常通过气道如图8-1所示。当气流通过口腔、鼻腔和咽腔中各种肌肉经过协调活动而形成的形状各异的腔隙时才会出声。人在睡眠中，唇、舌、颊、颚部肌肉不可能随意搭配形成各种空腔，但始终会留出一个通道——咽部，如果这个通道变窄了，变成缝隙了，气流通过时就会发出声音来，这就是打呼噜，如图8-2所示。因此，超重/肥胖、咽喉部肌肉松弛、嗓子发炎的人最容易打鼾。

下面是引起打呼噜的原因：

肥胖 肥胖儿童咽部的软组织比较肥厚，造成软腭、悬雍垂和咽壁有过多的脂肪沉积。睡眠时，全身肌肉放松，咽部疏松的组织就容易压迫气道，导致气流受到障碍而发出鼾声。

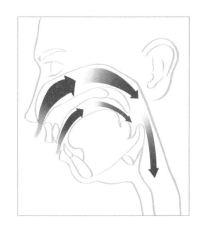

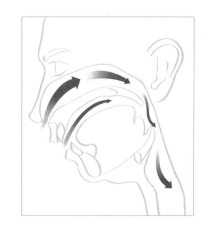

图 8-1　正常的气道　　　　　　　　图 8-2　打鼾时的气道

呼吸道阻塞　婴幼儿的呼吸道比较狭窄，如果因局部炎症造成呼吸道肿胀、分泌物增多，就很容易阻塞，睡眠时出现打呼噜。

睡姿　面部朝上时，舌头根部向后倒，会阻塞咽喉处的呼吸通道。气流进出鼻腔、口咽和喉咙时，附近黏膜或肌肉产生振动就会发出鼾声。

扁桃体肿大　正常情况下长在咽部两侧的扁桃体，有防御和抵抗外界病菌侵入的功能。然而有的儿童扁桃体过于肥大，两侧扁桃体因肿大而相互靠近，使呼吸通道变窄，造成呼吸不畅。由于从肺、气管呼出的气体不能从鼻腔顺利呼出，一到睡眠时就会张口呼吸，发出呼噜声。

腺样体增大　腺样体也叫增殖体，是位于鼻咽腔顶部和后部的一块较大的淋巴组织，在 3 ～ 6 岁时增生最旺盛。正常的腺样体对儿童没有任何影响，如果腺样体过于肥大，堵塞后鼻孔，使空气出入鼻腔受阻。儿童入睡后，从气管中呼出的气体被迫从口中呼出，气体不时冲击舌根部等组织，也会发出呼噜声。

阻塞型睡眠呼吸暂停低通气综合征　这是一个在睡眠时以打呼噜和呼吸暂停为主要表现的疾病，睡眠时发生呼吸暂停如图 8-3 所示，它可以引发小儿病理生理变化，给孩子的成长带来不可预估的危害。

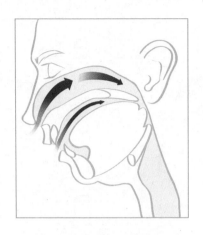

图 8-3　阻塞后呼吸暂停的气道

发现孩子存在睡眠呼吸问题时，家长应该为孩子记录睡眠日记。具体观察和记录内容包括以下几个方面：

1. 小儿每日上床睡觉和起床时间。

2. 小儿上床睡觉到真正入睡的时间。

3. 小儿夜间打鼾发生的诱因、打鼾的频率（即一周有几次打鼾）。

4. 小儿是否存在睡眠张口呼吸、睡眠不安、睡眠中呼吸暂停、夜间多汗、睡眠惊醒、梦游、夜间遗尿等表现。

5. 小儿白天的活动情况：是否存在白天困倦、嗜睡、多动及注意力不集中等表现。

记录之后应带孩子的睡眠日记到小儿呼吸内科或小儿耳鼻咽喉科就诊，请专业的医师对小儿的睡眠呼吸状况进行评估，并确定进一步的诊治计划。

阻塞型睡眠呼吸暂停低通气综合征

睡眠对于生命，就像我们进食和饮水一样重要。虽然有关睡眠的文字记载约见于公元前 1300 年，但在医学发展中，直到 2007 年，美国内科医师考试委员会成立睡眠医学专业考试，才标志着睡眠医学成为临床医学领域一个独立的专业。随着有关睡眠研究的发展和科普工作的深入，近年来，人们才对阻塞型睡眠呼吸暂停低通气综合征这个疾病逐渐认识。

OSAHS 是一种睡眠呼吸紊乱性疾病，OSAHS 在医学上的定义是指睡眠过程中频繁发生部分或全部上气道阻塞，扰乱儿童正常通气和睡眠结构而引起的一系列病理生理变化。患有该疾病的儿童症状往往出现在睡眠过程中。

婴幼儿期症状：可表现为打鼾、无法仰卧睡眠、生长缓慢等。

儿童期症状：除了打鼾、睡眠不安和张口呼吸等常见症状外，还有尿床、夜间多汗、睡姿异常、反复呼吸道感染等表现。

OSAHS 如果没有及时发现及治疗，孩子长期缺氧，可导致其生长发育落后、代谢紊乱、认知缺陷、行为异常（多动、注意力不集中和学习成绩差等）和心血管系统疾病（肺动脉高压、高血压和心律失常等），甚至猝死。此外，患有 OSAHS 的儿童如果长期用口呼吸，气流长时间冲击硬腭，会使硬腭变形、高拱，久而久之，面部的发育会变形，出现上唇短厚翘起、下颌骨下垂、鼻唇沟消失、牙齿排列不整齐、龅牙等情况，称为腺样体面。

睡眠打鼾是 OSAHS 最常见的一个表现，但是小儿存在睡眠打鼾并不一定就表明患有 OSAHS，家长可以根据小儿出现睡眠打鼾时是否伴随有其他症状进行初步的判定。

如果小儿出现睡眠打鼾、睡眠张口呼吸等表现时伴有发热、流涕、咳嗽等呼吸道感染的症状，而随着呼吸道感染症状的好转，睡眠打鼾及张口呼吸等表现随之消失，考虑患儿睡眠打鼾、张口呼吸与上呼吸道感染时鼻塞或扁桃体增生引起上气道一过性狭窄的关系较大。

如果小儿睡眠打鼾及张口呼吸不伴有呼吸道感染的症状，且发作频繁，大于每周3个晚上或者存在反复的呼吸道感染，而每次均伴有睡眠打鼾、睡眠张口呼吸等表现，应高度警惕存在 OSAHS，及时到小儿呼吸内科或耳鼻咽喉科就诊。

对于 OSAHS 发病的原因，临床认为，腺样体和扁桃体肥大是 OSAHS 最常见的原因，上气道（即从鼻腔到喉部）任何部位的狭窄或阻塞是本病的根本原因，包括：

鼻部　慢性鼻炎、鼻窦炎、鼻息肉、鼻腔肿物、鼻中隔偏曲和后鼻孔闭锁等。

鼻咽部和咽部　最常见的原因为腺样体肥大伴 / 不伴扁桃体肥大、舌头肥大、肥胖造成的脂肪堆积、咽部及鼻咽部肿物等。

喉部及气管　先天性喉软骨软化、喉蹼、喉囊肿、喉气管新生物或气管狭窄等。

颅面部　小颌或者缩颌畸形。

临床多会进行鼻内窥镜或鼻咽侧位片检查，以明确有无腺样体肥大。家长和医生也要注意小儿是否存在颅面畸形（如颌后缩、小下颌、面中部发育不良等）及鼻部病变（如鼻炎、鼻窦炎、鼻中隔偏曲、鼻黏膜增厚、鼻息肉、鼻孔堵塞等）。

对于存在睡眠打鼾的小儿，无论其是否存在腺样体扁桃体肥大或鼻部病变，均应进行整夜多道睡眠呼吸监测检查，以确定小儿是否存在 OSAHS，并根据检查结果确定小儿病变及缺氧的严重程度，进而决定下一步的治疗方案。

睡眠呼吸监测，诊断的金标准

　　睡眠呼吸监测即整夜多道睡眠呼吸监测，是全球公认的诊断睡眠呼吸暂停低通气综合征的金标准，通过此项检查，可以确定小儿是否存在 OSAHS 及其严重程度，为下一步开展必要的治疗提供客观依据。

　　我们所说的睡眠检测是整夜多道睡眠呼吸监测，是对小儿夜间睡眠时的呼吸状况、脑电活动、心电活动、眼动、下颌活动及血氧情况等进行监测，进而判定患儿是否存在睡眠呼吸障碍、缺氧情况，最后确定是否存在 OSAHS。此项检查通过放置于小儿口鼻周围的口鼻气流感应器、胸腹带及在小儿头部、眼周、下颌等部位放置的电极，连续并同步描记小儿睡眠过程中脑电、呼吸等十余项指标，之后由专业人员对记录结果进行分析。

　　一些家长看着那么多的电极要放在孩子的身体上，感到不安，担心有什么物质会通过电流传导到孩子体内，造成不良影响。一些科幻片也有这样的镜头，将电极放在人体上，然后通过电脑控制，人要么会变异，要么会突然记忆消失。但这些是电影，大家看完激动一下就可以了。为孩子进行睡眠监测是绝不会发生这种事情的。

　　整夜多道睡眠呼吸监测是一项对小儿没有任何损害的检查，电极的放置及连接类似于心电图的操作方法。由于是对小儿夜间的睡眠呼吸情况进行监测，因而此项检查在夜间进行。小儿需要在特定的睡眠呼吸监测室，由一位家长陪同完成此项检查。首都儿科研究所呼吸科睡眠呼吸监测室是目前全国为数不多的小儿睡眠呼吸监测室之一。

睡眠呼吸监测要怎么做，做多长时间？

医生会根据患儿病情的需要开出检查单，家长同意做检查并缴费后去呼吸睡眠监测室预约。家长按预约的时间带孩子到睡眠监测室进行检查。睡眠呼吸监测是监测小儿夜间睡眠的结构及呼吸情况，监测总时间最少应在6小时，小儿需要由家长陪同在特定的儿童睡眠呼吸监测室睡一晚，以便完成整个睡眠过程。睡眠呼吸监测室由监测区和睡眠区构成，尽可能创造一个安静的环境。针对儿童的睡眠呼吸监测室，更是根据儿童的特点，创造了一个轻松、愉悦的环境。

一篇题为"当了妈，根本不需要睡觉，全靠一口仙气撑着"的文章，曾一度火爆了互联网，里面细数了妈妈们哄宝宝睡觉的困难。对于亲自带宝宝的妈妈们来说，如何让宝宝安然入睡一直是个让人头疼的问题。通常来说，能够在夜里不醒不闹，安然睡整夜的宝宝，都会被称为"天使宝宝"。

睡眠呼吸监测室对于宝宝来讲，是一个陌生的环境。在家里尚且睡眠困难的宝宝，如何在睡眠呼吸监测室的陌生环境中完成高质量的睡眠，顺利进行睡眠呼吸监测，应当提前注意以下事项：

1. 积极与孩子进行沟通，向孩子详细说明检查是没有任何痛苦的，类似于做一个游戏，通过在小儿身上贴一些电极片，进而获得一些信息，最后确定小儿的身体状况如何。而且，应向小儿说明，整个过程是由家长陪同完成的，完全没有必要担心。

2. 为了保证小儿能够顺利入睡，以及检查结果的真实性，从检查当天中午起不要饮用含咖啡因的饮料，如茶、可乐、巧克力及咖啡等；检查当天尽量不要让小儿睡午觉。

3. 为便于检查，应自带一件宽松的睡衣及睡裤，睡衣必须是可以前面解开的样式。

4. 为便于电极的粘贴，检查前请在家中洗头和洗澡，不要使用护发素、润肤露等含有油脂的东西，以免电极粘贴不牢，影响监测结果。

相较成人，心智未成熟的宝宝们在陌生环境下入睡固然困难。但如果能够认真做好以上几点，宝宝也一定能够在睡眠监控室完成高质量的睡眠，进而了解到宝宝的睡眠健康状况。

诊断数据

1. 阻塞性呼吸暂停指数（OAI）＞ 1 次 / 小时
2. 呼吸暂停低通气指数（AHI）＞ 5 次 / 小时
3. 最低动脉血氧饱和度（$LSaO_2$）＜ 0.92

满足以上两条即可诊断 OSAHS。

依据睡眠监测的数据，判断儿童 OSAHS 病情程度（表 8-2）。

表 8-2　OSAHS 病情程度判断

病情程度	AHI 或 OAI/ 次·时 $^{-1}$	$LSaO_2$
轻度	5～10 或 1～5	0.85～0.91
中度	19～20 或 5～10	0.75～0.84
重度	＞ 20 或 ＞ 10	＜ 0.75

确诊 OSAHS，不仅需要夜间睡眠检测的数据支持，还需要病史、体格检查、鼻咽部 X 线侧位片、鼻咽喉内镜、鼾声录音和录像、经皮动脉血氧饱和度值等的支持，才能够确诊。

为"呼噜娃"选择治疗方式

OSAHS 有什么方法可以有效治疗吗？

有！

临床上根据患儿病情和致病原因，采取手术和非手术治疗。手术治疗的目的与非手术治疗的目的有所不同，非手术治疗的目的为缓解症状，而手术治疗的目的为消除气道阻塞。具体选择哪种术式来治疗疾病，根据病人病症、疾病严重程度而定。

非手术治疗

1. 经鼻持续气道内正压通气

患儿睡眠期间，用鼻罩连接正压呼吸机持续通气治疗，保证患儿夜间呼吸道通畅，从而起到纠正呼吸暂停、改善缺氧的作用。比较适合外科手术禁忌证、腺样体扁桃体不大、腺样体扁桃体切除后仍然存在的 OSAHS 及选择非手术治疗的患儿。

2. 口腔矫治器

人睡眠时之所以会出现呼吸暂停的情况，主要原因是软腭过低，上气道阻塞，呼吸中枢神经出现调节障碍。为治疗疾病，可佩戴口腔矫治器。口腔矫治器只能治疗单纯鼾症，不能根治 OSAHS。比较适合不能手术或不能耐受经鼻持续气道内正压通气治疗的轻、中度 OSAHS 患儿。经治疗后，病情较轻的患儿症状会有所缓解。病情较重的患儿，使用此种治疗方法无明显疗效，建议不要采用此种方法治疗。

3. 其他治疗

如果有鼻炎、变应性鼻炎和鼻窦炎，应规范治疗。肥胖患儿要减肥。如果有过敏因素，患儿需要规律应用鼻喷激素联合白三烯受体拮抗剂治疗。

手术治疗

1. 扁桃体、腺样体切除术

肥胖的患儿通过扁桃体切除术或者腺样体切除术，可得到有效治疗。婴幼儿扁桃体、腺样体肥大达重度 OSAHS 的患儿，保守治疗无效，也建议采取手术切除。

2. 鼻腔手术

患儿有鼻甲肥大、鼻中隔严重弯曲，需要做鼻中隔成形术。但是需要注意儿童尚处于生长发育阶段，手术的选择一定要慎重。

3. 舌成形术

舌根后移、舌体肥大的患儿，或者患儿有巨舌症、舌根扁桃体增大，可以做舌成形术。

OSAHS 疗效评定如表 8-3 所示。

表 8-3　OSAHS 疗效评定

疗效评价	AHI	OAI	LSaO$_2$	临床症状
治愈	< 5	< 5	> 0.92	基本消失
显效	降低 ≥ 50%	降低 ≥ 50%	–	明显好转
有效	降低 ≥ 25%	降低 ≥ 25%	–	减轻
无效	降低 < 25%	降低 < 25%	–	无明显变化，甚至加重

无论是非手术治疗还是手术治疗，坐等"呼噜"自然消失还是不可行的。大脑需氧量很大，每分钟需氧 42 ～ 53 毫升，如果晚上睡眠不好，呼吸受阻，一天不管，两天不管……每一天的置之不理都可能潜移默化地影响大脑的供氧。那么，对宝宝未来健康的影响也是无法想象的。因此，建议家长能配合医生尽早改善孩子的不良睡眠。

不要试图叫醒夜惊症的孩子

皓皓（化名）的故事

一年秋天，皓皓的降生为家人带来了无限的欢欣，看着他翻身、牙牙学语，家人们每天都有新的惊喜。可突然有一天，妈妈发现皓皓在入睡3小时左右出现尖叫、乱打、翻身，似乎是在做噩梦一样，皓皓妈妈想用抱着他来阻止尖叫、乱打，但无济于事；试图唤醒皓皓，但这一举动让事情变得更糟，皓皓开始哭闹着打挺，过了数分钟，才终于安静入睡。这对初为人父人母的皓皓爸妈来说，短短数分钟的煎熬，犹如一夜般漫长。然而噩梦远没有结束，皓皓开始每日发作，在尝试了无数的无效方法后，皓皓的父母只能眼睁睁看着孩子受苦。好在白天的皓皓好像并不知道夜间发生了什么一样，到处跌跌撞撞地继续他的探险。看着那天真无邪的笑脸，皓皓妈妈总觉得恍然若梦，或许自己才是那个每日噩梦不断的人。

皓皓爸妈开始在各种论坛、医药咨询软件上求助帖，但都得不到有效的办法。在其他患儿家属的指点下，皓皓家长带着孩子来到了我们医院的睡眠门诊。

由于很多原因都可以导致孩子夜间睡眠不安，为了确诊病因，医生为皓皓检查了微量元素、过敏原等，排除了缺钙、变应性鼻炎等问题后，皓皓被确诊为夜惊症。

令家长头疼的夜惊症

夜惊症是一种常见的儿童睡眠障碍，多见于4～12岁儿童，4～7岁为高峰，患病率为1%～4%，男孩略多于女孩。主要表现为睡眠中突然惊叫、哭喊、伴有惊恐表情和动作，同时出现心跳加快、呼吸急促、出汗、瞳孔扩大等症状，严重的甚至一夜反复发作数次。

夜惊症通常发生在睡眠最深的阶段（也称为"慢波睡眠"），大多在入睡后的第1至第2小时内发生，因为那个时间段最有可能发生深睡眠。孩子"吵闹"每次可持续1～10分钟，较为严重的一晚会发生几次，然后再次入睡。第二天醒来，孩子对于晚上所发生的一切都不知道，精神上也看不出有睡眠不足的疲惫。

孩子在夜惊症发作的时候可能会嘟囔或答非所问。他可能会表现得很笨拙，可能会四处乱打，用劲推开想要帮助他的人，或表现出其他奇怪的行为。这些行为看起来令人非常不安，但通常情况下，夜惊症发作的时候，孩子是完全不知道他在做什么的。虽然可能看起来像是清醒的，但实际上，是处于深睡眠状态的。

事实上，夜惊症发作的时候围观的人比实际经历的人要更痛苦，对父母来说更是犹如噩梦一场。其中最难的部分是大多数孩子都不愿意被安抚，如果你和他们交谈或者试图让他们冷静下来，他们甚至会变得更加激动。

夜惊症并不是梦魇。在夜惊症发生的过程中，孩子并没有做梦。因此，夜惊症带给孩子的不安实际上要比典型的梦魇或噩梦少得多。对家长来说，了解夜惊症并不是心理问题或创伤事件的结果，也不会对儿童造成任何心理伤害，这一点至关重要。

夜惊症在年幼的儿童中也较常见，儿童时期的神经、大脑发育尚未健全。中枢神经系统的抑制部分，尤其是控制睡眠觉醒的大脑皮质发育不成熟，会对孩子的睡眠产生影响。心理因素，如焦虑、压抑、紧张不安等也会诱发夜惊症的发作。持续的夜惊还可能是由一些病理因素引起的，如大脑发育有异常，大脑皮层中枢、丘脑、垂体等大脑器官之间的相互调节不好等。而且，50% 夜惊症的孩子是有家族史的，而患有夜惊症的儿童也更容易发生梦游，反之亦然。

当孩子没有足够睡眠的时候，夜惊症更可能发生。这是因为在没有足够的睡眠之后，机体会进入更多的深睡眠。深睡眠越多，夜惊症就越有可能发生。例如，孩子第一次开始放弃午休或者因为上学日程安排出现变化，或者任何中断或破坏睡眠的事件都会增加夜惊症的可能性。不规则的睡眠时间表、因为打鼾或睡眠呼吸暂停导致睡眠障碍、孩子出现发热、应用一些药物、睡眠中憋尿、因为外宿导致睡眠环境改变、睡眠环境嘈杂等都会诱发夜惊发作。

心理因素也是夜惊发作的一大诱因，如睡前听了紧张、兴奋的故事，看了惊险的电影或者紧张的家庭气氛和意外的生活事件（如父母离婚）。压力过大等也可引起夜惊。

对于皓皓的夜惊症，由于他是每日发作，持续时间长，会考虑其由病理因素引起，所以还需要进一步检查。如果不是病理因素造成的夜惊症，大多数孩子到了青春期就不会再发生。

保障孩子的安全　如果孩子有夜惊症的话，最重要的事情就是要保障孩子的安全。尽管许多有夜惊症的孩子发作时并不离开床，但还是有许多患儿也会梦游，并可能伤害到自己。家长要确保所有外出的门都是锁死的；确保窗户不开太大，尤其是第 2 层或更高层的窗户，以防小孩跳出窗外；安放一个报警器，如在门上挂一个铃铛，这样当孩子起身或四处走动的时候就会发出警报，并确保孩子没有离开房屋；有些父母会在孩子的卧室门上或楼梯的顶部安装一个屏风或栅栏；搬除障碍物，如果孩子在夜惊发作时会走或跑来跑去的话，要清除孩子可能踩上或被绊倒的东西。

不要弄醒孩子　尽管对孩子没有害处，但是尝试在夜惊发作过程中唤醒孩子并没有什么益处，还会让孩子更加激动。

尽量不要干涉　在夜惊症发生过程中，父母的正常反应是试图安抚孩子，建议家长不要这样做，因为试图干涉的话，大多数孩子会变得更加不安。最好的应对方法是安静地走进孩子的房间，站在附近，等待孩子自己缓解。如果不加以干预的话，夜惊症发作很可能会更快地结束；如果你的孩子已经离开了床，那么慢慢引导他回到床上。

确保孩子得到充足的睡眠　如果孩子在早晨看起来很疲倦的话，那么可能是睡眠不足。夜惊症本身不会让孩子疲倦，因为在夜惊症发作过程中是睡着的。既然夜惊症更可能发生在孩子睡眠不足的时候，那么，就要尽量让孩子早点睡觉。

保持规律的睡眠时间　和平时相比，夜惊症更可能发生在孩子在不同的时间（或地点）睡觉的时候。如果孩子在别人家里过夜的话，要让看护人知道孩子有夜惊症。

寻找其他睡眠问题的迹象　如果孩子需要很长时间才能入睡，且频繁在夜间醒来，睡眠打鼾，或者没有好的睡眠，那么孩子更容易发生夜惊。解决了这些睡眠问题，夜惊症发作通常也会减少，甚至消除。

不要在第二天讨论　在夜惊症发生的第二天早晨，除非孩子自己提及，否则不要与孩子讨论夜惊症发生的情况。把夜惊症当作一个大事会让他担心或难堪，要让孩子放心，夜惊症是正常的，这些不会伤害到他，而且你会保证他的安全。

避免咖啡因 咖啡因会干扰孩子的睡眠，增加夜惊症发生的可能性。

其他治疗 在大多数情况下，夜惊症不需要特殊治疗。但对于一些较为严重的患儿，当夜惊症的行为包含了伤害、暴力和对家庭造成严重影响的时候，就需要治疗了。在医生的指导下，每晚睡前口服小剂量的阿普唑仑可以帮助孩子；如果孩子有频繁或严重的夜惊症，或担心孩子夜惊症问题的话，务必告知医生。

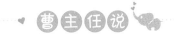

曹主任说

　　在大多数情况下，夜惊症不需要特殊治疗。但是，对于一些严重的病例，如睡眠惊吓症的行为包含了伤害、暴力和对家庭造成严重影响的时候，治疗是必要的。治疗包括药物和行为治疗。如果你的孩子有频繁或严重的夜惊症，务必去看医生，首都儿科研究所有专业的呼吸睡眠门诊。